脑卒中防治系列丛书

总主编 王陇德

脑卒中外科治疗
Stroke Surgical Treatment
第 2 版

U0301245

主　编　康德智　张鸿祺

副主编　王　硕　毛　颖　焦力群　游　潮

编　委（以姓氏笔画为序）

　　　　王　轩　王　涛　王　硕　王灯亮　王茂德

　　　　王明泽　毛　颖　仇汉成　方文华　李　奇

　　　　佟小光　佟志勇　张　东　张建民　张鸿祺

　　　　林福鑫　尚彦国　郑树法　赵元立　顾宇翔

　　　　高恺明　康德智　董　啸　焦力群　游　潮

人民卫生出版社

·北京·

图书在版编目（CIP）数据

脑卒中外科治疗 / 康德智，张鸿祺主编 . —2 版
. —北京：人民卫生出版社，2022.5
（脑卒中防治系列丛书）
ISBN 978-7-117-32840-1

Ⅰ. ①脑… Ⅱ. ①康…②张… Ⅲ. ①脑血管疾病 —
外科学 —治疗学 Ⅳ. ①R743.05

中国版本图书馆 CIP 数据核字（2022）第 015949 号

人卫智网	**www.ipmph.com**	医学教育、学术、考试、健康，购书智慧智能综合服务平台
人卫官网	**www.pmph.com**	人卫官方资讯发布平台

脑卒中防治系列丛书

脑卒中外科治疗

Naocuzhong Fangzhi Xilie Congshu

Naocuzhong Waike Zhiliao

第 2 版

主 编：康德智 张鸿祺
出版发行：人民卫生出版社（中继线 010-59780011）
地 址：北京市朝阳区潘家园南里 19 号
邮 编：100021
E - mail：pmph @ pmph.com
购书热线：010-59787592 010-59787584 010-65264830
印 刷：中农印务有限公司
经 销：新华书店
开 本：850×1168 1/32 印张：7.5
字 数：144 千字
版 次：2016 年 4 月第 1 版 2022 年 5 月第 2 版
印 次：2022 年 6 月第 1 次印刷
标准书号：ISBN 978-7-117-32840-1
定 价：38.00 元
打击盗版举报电话：010-59787491 E-mail：WQ @ pmph.com
质量问题联系电话：010-59787234 E-mail：zhiliang @ pmph.com

《脑卒中防治系列丛书》

编 委

总主编 王陇德

编写专家委员会 （以姓氏笔画为序）

出版说明

心脑血管疾病等慢性非传染性疾病严重危害民众健康，特别是脑卒中，是我国居民致残、致死的首要原因，给居民家庭和社会带来沉重负担。为应对脑卒中防治的严峻形势，国家卫生健康委于 2009 年启动脑卒中防治工程，组织各级卫生健康行政部门、疾控机构、医疗机构等共同开展脑卒中防治工作，建立了覆盖全国的脑卒中防治体系，为我国心脑血管病防治工作开展了大量有益探索。

为推进各级医疗机构脑卒中防治工作的规范化，国家卫生健康委脑卒中防治工程委员会办公室（后简称"办公室"）组织专家充分借鉴国际先进经验，结合我国医疗机构对脑血管病的医疗实践，组织编写了《脑卒中防治系列丛书》，该系列丛书于 2016 年正式出版，得到广大医务工作者的欢迎。2020 年，办公室根据国内外相关指南的更新及临床工作发展需要，再次组织专家对《脑卒中防治系列丛书》进行修订。

修订后的丛书有如下特点：

1. 丛书分册设置按照脑卒中各相关专业构成和业务能力发展的要求作了调整。本版丛书分为《脑卒中外科治疗》《脑卒中内科治疗》《脑卒中介入治疗》《脑卒中影像学评估》《脑卒中健康管理》《脑卒中血管超声》《脑卒中康复治疗》《脑卒中专科护理》8 本。

2. 丛书内容的学术水平进一步提升。全套丛书均由来自全国大型综合三级甲等医院的知名专家和临床一线的中青年优秀专家直接参与编写工作。

3. 丛书内容的权威性进一步增强。参考文献来源于国内外各相关专业委员会制定的指南、规范、路径和教材。

4. 丛书内容在保持先进性的同时，更侧重于临床适用，利于脑卒中防治规范化培训工作的开展。

丛书除适合于各级医院脑卒中相关临床工作者阅读之外，还适合综合性医院临床型研究生规范化培训使用。希望本套丛书的出版为提高我国脑卒中防治的综合能力、遏制脑血管疾病的高发态势、维护广大人民群众的健康权益做出应有的贡献。

由于编纂时间仓促，丛书中难免有疏漏之处，敬请广大读者不吝赐教，提出宝贵意见。

国家卫生健康委脑卒中防治工程委员会办公室
2020 年 11 月 10 日

防治卒中

健康中国

题赠国家卫生计生委

脑卒中防治工程

陈竺 二零一五年四月二十八日

前　言

　　脑卒中具有发病率高、致死率高、致残率高、复发率高的特点，是严重危害我国国民健康的重大慢性非传染性疾病之一。自 2005 年以来，脑卒中一直是我国国民第一位疾病死亡原因，也是我国 60 岁以上人群肢体残疾的首要原因。我国每年新发脑卒中患者达 350 余万人，给患者家庭及社会造成了巨大负担。

　　自 2009 年国家启动脑卒中防治工程至今，始终秉承"关口前移、重心下沉，提高素养、宣教先行，学科合作、规范诊治，高危筛查、目标干预"的防治策略开展防治工作。各级卫生健康行政部门认真组织，医疗机构和广大专家学者积极参与，以脑卒中筛查与防治基地医院和卒中中心建设为抓手，在推进区域脑卒中急救体系建设、推行多学科协作、推广脑卒中防治适宜技术、提升脑卒中筛查与干预质量及探索慢性病防治模式等方面取得了一定成效，搭建了全国统一的中国脑血管病数据库，基本建立了涵盖"防、治、管、康"一体化的脑卒中防治工作体系。

　　广大医务人员是脑卒中防治的中坚力量，树立科学的防治理念和具备过硬的技术能力直接关系到脑卒中防治水平的提升。为此，国家卫生健康委脑卒中防治工程委员会于 2016 年组织国内脑卒中防治领域知名专家编写出版了《脑卒中防治系列丛书》。丛书为推动全国脑卒中防治适宜技术规范化培训工作的广泛开展提供了科学权威的指导。

近年来，随着全国脑卒中防治工作的持续深入开展，特别是《脑卒中综合防治工作方案》《医院卒中中心建设与管理指导原则（试行）》及《关于进一步加强脑卒中诊疗管理相关工作的通知》等一系列政策文件的相继发布，为我国脑卒中防治工作确定了新标准、提出了新要求。2019 年，国家卫生健康委脑卒中防治工程委员会邀请徐运、蒲传强、崔丽英、康德智、张鸿祺、刘建民、缪中荣、单春雷、宋为群、娄昕、马林、李明子、华扬、蔡卫新、常红等专家，结合国内外医学最新进展，以及全国 400 余家脑卒中筛查与防治基地医院和卒中中心的实践经验，对《脑卒中防治系列丛书》进行修订再版，调整为脑卒中内科治疗、外科治疗、介入治疗、康复治疗、影像学评估、健康管理、血管超声和专科护理共 8 个专业分册，旨在推广科学、规范的工作模式和方法，指导各医疗机构和广大医务人员规范开展脑卒中防治工作，提升全国各地脑卒中诊治"同质化"水平。

本次修订再版得到了国内数十位脑卒中防治领域知名专家和学者的积极参与和大力支持。在此我谨代表国家卫生健康委脑卒中防治工程委员会对参与本书编写的各位专家表示衷心的感谢。当然，在丛书付梓之际仍难免存在一些不足，也希望国内脑卒中防治领域的专家和医务工作者们对本书不足之处提出宝贵的意见和建议。希望在我们的共同努力下，将此系列丛书打造为全国脑卒中防治工作的权威用书，指导我国脑卒中防治工作规范、有序的开展。

2020 年 11 月 20 日

目　录

第一部分　缺血性脑血管病的外科干预

第三部分　复合性手术技术

第一部分
缺血性脑血管病的外科干预

第一章

概　论

　　脑卒中(stroke)，也叫急性脑血管病、脑血管意外、脑中风，是指各种诱发因素引起的脑动脉狭窄、闭塞或破裂而导致的急性脑血液循环障碍，临床表现为一过性或永久性脑功能障碍的症状和体征，包括缺血性脑卒中和出血性脑卒中两类，其中缺血性脑卒中占所有脑卒中的85%。随着社会、经济的发展和人口的老龄化，脑血管病已成为人类死亡的三大原因之一。在我国，其患病率、致残率和病死率居首位，2008年我国国民回顾性死因调查显示，脑血管病已经超过肿瘤和心血管病，成为致死和致残的第一位疾病。《中国脑卒中防治报告(2018)》中指出，在我国，平均每12秒就有1人新发脑卒中，每21秒就有1人死于脑卒中，而且我国的脑卒中患者人数明显高于世界平均水平。据统计，2018年我国新发脑卒中病例200万例，约有150万人死于脑卒中，存活的患者数为600万~700万，存活者中约有3/4不同程度地丧失了劳动能力，其中重残者约占40%，留下永久性残疾。脑卒中给我国带来巨大的经济损失，每年用于脑卒中诊治的直接医疗费用不少于200亿元。随着我国人口老龄化和居民生活方式的改变,近年脑卒中的患病率成显著上升趋势。2012 年中国脑卒中大会资料显示,我国脑卒中的发病率正以每年 8.7% 的速度上升。美国经过对脑卒中人群进行干预,脑卒中患者的病死率下降了35%;日本经过对脑卒中人群的积极干预,脑血管病的病死率从 1970 年占据死因的第 1 位,到 1985 年降到第3 位,近年降到第 7、8 位。在我国,对脑卒中的预防和治疗已经刻不容缓。脑血管病具有高患病率、高致残率、高病死率、高复发率的"四高"特点,并且治疗费用高昂,成为严重影响国计民生的重要公共卫生问题。由于70% 以上的脑卒中都是首发事件,有效预防仍然是降低脑卒中诊治负担的最佳途径。

对于缺血性脑卒中的治疗,急诊治疗是非常重要的,比如目前可以通过超早期溶栓(脑卒中发生 4.5 小时内实施)来降低急性脑梗死患者的病死率和致残率,但由于急诊救治存在时间窗限制、医疗机构分布的限制及医患对疾病认识不足等问题,使得很大一部分患者不能得到及时有效的治疗,因此,即使是在欧美等发达国家,脑卒中急诊治疗的效果也不甚理想。对于脑卒中而言,预防性治疗可能更为积极有效,在此方面,外科手术扮演了重要角色。针对缺血性脑卒中的外科治疗包括颈动脉内膜切除术(carotid endarterectomy,CEA)、颅内外血管重建术和急性脑梗死去骨瓣减压术等;出血性脑卒中的外科治疗包括高血压脑出血手术治疗、脑动脉瘤及血管畸形的手术治疗等。

(王 涛 焦力群 张 东)

第二章

颈动脉内膜切除术

第一节　概　述

　　约 22% 的缺血性脑卒中患者是由颅外段颈动脉狭窄或闭塞导致的,颅外段颈动脉狭窄或闭塞也是缺血性脑卒中最常见的原因之一。针对颈动脉狭窄的治疗非常重要,目前主要有药物治疗、颈动脉内膜切除术(carotid endarterectomy,CEA)及颈动脉支架成形术(carotid artery stenting,CAS)。首例颈动脉重建开始于 1951 年,Carrea 等为 1 例有脑卒中症状的患者进行治疗,切除狭窄的颈动脉后,将颈外动脉和颈内动脉远端进行了直接吻合。随后,在 1953 年,DeBakey 医师和他的同事改进了治疗颈动脉狭窄的手术方法,首次通过将颈动脉斑块和内膜切除进行血管重建。到 20 世纪 80 年代,CEA 手术例数不断上升,但由于缺乏有效的证据,使之存在部分争议,且缺乏适应证和手术的规范。到 20 世纪 90 年代,以北美症状性颈动脉内膜切除试验(North American symptomatic carotid endarterectomy,NASCET)、欧洲颈动脉外科试验(European carotid surgery trial,

ECST)、无症状颈动脉粥样硬化研究(asymptomatic carotid endarterectomy trial,ACAS)等三个前瞻性多中心随机对照研究为主,多个临床试验均证实了 CEA 在治疗颈动脉粥样硬化方面的有效性和安全性后,CEA 便成了治疗该疾病的标准方法。发展至今,美国每年实施的 CEA 高达十几万例。而 CAS 治疗颈动脉狭窄是后起之秀,与 CEA 相比,具有简单、微创的优点。自 21 世纪以来,随着 CAS 技术和器械的成熟与完善,CEA 与 CAS 在治疗颈动脉狭窄、预防脑卒中方面的比较一直在进行,CEA 一直在接受 CAS 的挑战,至今仍在争论,二者会长期并存,各自发挥优势。2006 年的重度症状性颈动脉狭窄患者颈动脉内膜切除术与颈动脉支架成形术比较(endarterectomy versus angioplasty in patients with severe symptomatic stenosis, EVA-3S)试验和保护性支架血管成形术与颈动脉内膜切除术比较研究(the stent-supported percutaneous angioplasty of the carotid artery versus endarterectomy,SPACE),后来的国际颈动脉支架研究(international corotid stenting study, ICSS),内膜切除术高危患者的保护性支架置入和血管成形术试验(stenting and angioplasty with protection in patients at high risk for endarterectomy,SAPPHIRE),以及 2010 年完成的颈动脉血运重建内膜切除术与支架置入术临床随机对照研究(the carotid revascularization endarterectomy v.s.stenting trial,CREST),仍没有撼动 CEA "金标准" 的地位。

2010 年公布的 CREST 研究结果为这两种治疗方式的选择提供了新的证据,其结果表明,CEA 和 CAS 在治疗颈动脉粥样硬化性狭窄和预防脑卒中方面的效果相当，即 CEA 和 CAS 的临床净获益相似。继 CREST 研究结果公布之后，2011 年美国心脏病协会（American Heart Association，AHA）、美国卒中协会（American Stroke Association，ASA）等组织共同发布的《颅外颈动脉和椎动脉病变诊治指南（2011 年）》中，CEA 仍维持着"金标准"的地位。目前，美国已经建立了完整的 CEA 规范、标准及技术准入制度等科学体系，要求实施 CEA 的医师须经过严格的培训，医师和医院须具备相应标准才可开展 CEA，确保了这项手术的安全实施。

我国的 CEA 开展较晚，最早是由周定标教授等多位医师进行了积极的尝试，至今已 30 余年。作为一种备受肯定的治疗方法，CEA 在近年来得到广泛的关注，2009 年，卫生部公布的《缺血性脑卒中筛查和防控指导规范（试行）》中，首选 CEA 治疗症状性颈动脉狭窄患者，对符合手术指征的无症状颈动脉狭窄患者也建议实施 CEA。2017 年，欧洲血管外科学会（European Society for Vascular Surgery，ESVS）公布的《颈动脉和椎动脉动脉粥样硬化疾病管理指南》和中华医学会外科学分会血管外科学组制订的《颈动脉狭窄诊治指南》，为开展 CEA 提供了可靠依据。但由于对脑卒中的预防方面不够重视，筛查环节不够严密，宣传教育力度不够，民众对此缺乏了解，患者的预防意识差，使得我国的颈动脉狭窄患者往往病情相对复杂，开展 CEA 难度较大，同时，能够开展 CEA 的医师和医院较少，使得国内 CEA 的发展相对缓慢和滞后。而 CAS 虽起步稍晚，但由于其简单、有效且微创的优点,开展例数及普及程度远远超过CEA。我国显微 CEA 先驱周定标教授认为,固然有患者惧怕手术的因素,但部分患者甚至医师认为 CAS 较CEA 更安全这一误区可能是症结所在。据估计,我国每年大约有数十万患者需要接受 CEA 手术,而目前的现状却是每年 CEA 手术只有几千例。国家卫生健康委员会脑卒中筛查与防治工程委员会(脑防委)统计,2018 年全国脑卒中防治基地医院共完成 4 690 例 CEA,2019 年刚刚超过 6 000 例,缺口和潜在需求巨大。可喜的是,国家卫生健康委员会高度重视脑卒中的防治,成立了脑卒中筛查与防治工程委员会,投入了大量人力、物力、财力,对我国缺血性脑血管病的防治起到了巨大和积极的推动作用,对提高患者健康水平及生存质量有着深远意义。

第二节　颈动脉内膜切除术

一、颈动脉狭窄的病因、发病机制及临床表现

(一)病因

导致颈动脉狭窄的主要原因是动脉粥样硬化,也有其他原因,如纤维肌发育不良、大动脉炎、颈动脉夹层、放射线介导的颈动脉狭窄等,其危险因素有吸烟、肥胖、高血压、高血脂、糖尿病、冠心病、年龄超过 50 岁等,近年来低龄颈动脉狭窄患者也不少见。本病好发部位为颈动脉分叉部及颈内动脉起始段。

（二）发病机制

颈动脉狭窄导致脑梗死的机制，目前大多数医师认为是由于动脉栓塞和局部低灌注，栓子多来源于大动脉壁的硬化斑块或破碎的微栓子，此外还有心脏内的赘生物，少数为血栓形成，其中颈动脉重度狭窄可通过外科干预治疗。

（三）颈动脉狭窄的临床表现

颈动脉狭窄的临床表现分为症状性颈动脉狭窄及无症状颈动脉狭窄。

1. 症状性颈动脉狭窄（symptomatic carotid stenosis）

（1）短暂性脑缺血发作（transient ischemic attack，TIA）症状：临床表现为一侧肢体感觉或运动功能短暂障碍、黑矇、一过性单眼盲或一过性失语等，一般仅持续数秒或数分钟，发病后 24 小时内完全恢复。影像学检查无局灶性病变。

（2）缺血性脑卒中：常见临床症状有一侧肢体感觉障碍、偏瘫、失语、脑神经损伤，严重者出现昏迷等，并具有相应的神经系统体征和影像学特征。

（3）脑部缺血症状：通常不是颈动脉狭窄的典型症状，如头晕、视物模糊、头痛、失眠、记忆力减退、嗜睡等。眼部缺血表现为视力下降、偏盲、复视等。

以上症状一般指 6 个月内发生。

2. 无症状颈动脉狭窄（asymptomatic carotid stenosis） 临床上无任何神经系统的症状和体征，有时仅在体格检查时发现颈动脉血管杂音。

二、颈动脉狭窄程度的评价

颈动脉狭窄的程度与其预后有明显的相关性,因此,通常以狭窄程度作为评价颈动脉狭窄和决定治疗策略的标准,经典的方法有北美症状性颈动脉内膜切除试验(North American symptomatic carotid endarterectomy trail,NASCET)及欧洲颈动脉外科试验(European carotid surgery trial,ECST),目前多采用 NASCET 法作为颈动脉造影中直径狭窄率的测量方法(图 2-1)。

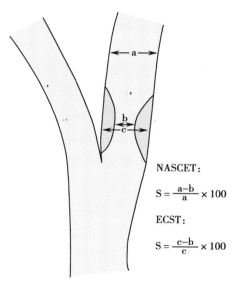

NASCET:

$$S = \frac{a-b}{a} \times 100$$

ECST:

$$S = \frac{c-b}{c} \times 100$$

图 2-1　颈动脉狭窄程度评价方法

NASCET:北美症状性颈动脉内膜切除试验;ECST:欧洲颈动脉外科试验;S:狭窄程度;a:狭窄远端的正常血管直径;b:狭窄段血管最窄处直径;c:狭窄段血管最窄处估计初始直径。

根据狭窄程度的不同,将颈动脉狭窄分为四级:<50% 为轻度狭窄,50%~69% 为中度狭窄,70%~99% 为重度狭窄,>99% 为极重度狭窄或次全闭塞。

三、颈动脉内膜切除术的定义和适应证

(一) 定义

颈动脉内膜切除术(CEA)是指通过外科手段将颈动脉管腔内的粥样硬化斑块连同增厚的内膜取出,使管腔重新通畅,并防止栓子脱落及血栓形成,从而预防脑卒中发生的一种外科手术。确切地说,颈动脉内膜切除术称为颈动脉斑块切除术或颈动脉内膜斑块切除术更恰当。

(二) 适应证

近几年来,随着几个大型前瞻性随机研究结果的出炉,CEA 的手术适应证也在不断更新,且更加严格、更加合理。参考 2017 年欧洲血管外科学会公布的《颈动脉和椎动脉动脉粥样硬化疾病管理指南》和 2017 年中华医学会外科学分会血管外科学组制订的《颈动脉狭窄诊治指南》,综合起来,CEA 的适应证归纳如下。

1. **症状性患者**　在 6 个月内有过非致残性缺血性脑卒中或短暂性脑缺血发作(TIA 或一过性黑矇)的低中危外科手术风险患者,无创性成像检查显示狭窄超过 70% 或造影发现狭窄超过 50%,预期围手术期脑卒中发生率或病死率<6%。

2. **无症状患者**　颈动脉狭窄程度在 70% 以上,预期围手术期脑卒中发生率或病死率<3%。

3. **狭窄率<50% 的患者**　不推荐手术。

4. **慢性闭塞患者**　不推荐手术,但可尝试。有症状的患者,仅在有经验的中心由有经验的医师实施手术。

5. 各种指南均以狭窄率为标准,几乎都未考虑颈动脉斑块的性质。事实上,对于易损斑块(不稳定斑块、软斑、非钙化斑块),或斑块伴有溃疡、出血等情况,更应适当考虑积极手术。

四、手术时机

对符合以上手术指征的无症状或症状性颈动脉狭窄患者,可选择择期手术,如无早期颈动脉重建的禁忌证,建议应在2周内对其施行手术,但作为外科医师,必须考虑到亚急性期内 CEA 手术有可能造成再灌注损伤,从而增加手术的风险。对于急诊 CEA,目前争议较大,但最终也要权衡利弊,分析患者能否从中获益。Eckstein 等通过研究,总结了行急诊 CEA 的适应证(表 2-1)。

表 2-1　急诊颈动脉内膜切除术适应证

临床标准	进展性 TIA	++
	进展性脑卒中(Rankin 分级为 1、2、3 级)	++
	完全性脑卒中(Rankin 分级为 4、5 级)	+/-
	昏迷	-
头颅 CT 标准	无缺血性脑梗死	++
	小面积缺血性脑梗死(MCA 供血范围的 1/3 以下)	+
	低血流动力学的脑梗死	+
	大面积缺血性脑梗死	-
	脑出血	-

续表

颈动脉形态标准	高度 ICA 狭窄、溃疡、动脉瘤	++
	可疑的急性 ICA 闭塞	+
	慢性 ICA 闭塞	−

　　++:已经证明的适应证;+:适宜的适应证;+/−:不确定的适应证;−:非适应证。
MCA:大脑中动脉;ICA:颈内动脉。

五、筛查诊断流程

　　脑卒中患者筛查流程详见图 2-2。

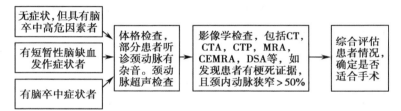

图 2-2　脑卒中患者筛查流程
CTA:CT 血管成像;CTP:CT 灌注成像;MRA:磁共振血管成像;
CEMRA:磁共振增强血管成像;DSA:数字减影血管造影。

六、术前准备与风险评估

(一) 术前准备

　　1. **对患者的心理护理**　　由于症状反复发作,颈动脉狭窄患者的精神压力很大,会产生焦虑、恐惧的心理,甚至对预后失去信心。因此,术前应多与患者及家属沟通,认真倾听其陈述,了解其心理状态,向患者及家属解释手术的必要性,耐心讲述此类手术的相关知识及术后效果,使其减轻焦虑、恐惧等紧张情绪,增强自信心,以良好的心态接受手术治疗。对于无症状的患者,应向患者及家属讲明此手术近期效果不十分明显,远期效果显著,其目的是预防脑卒中,提高患者的生活能力和延长寿命,以获得患者及家属的积极配合。

2. 安全防护　由于患者可能有不同程度的 TIA,应设专人看护,密切观察病情变化,保证其安全。对于无症状的患者也应该密切观察,及早发现病情变化,如出现眼前黑矇或一时看不清东西,突然口眼歪斜、口角流涎、说话不清、一侧肢体乏力或活动不灵活等,要考虑脑部缺血的存在。

3. 术前讨论　尽可能包括神经内科、神经外科、麻醉科、血管超声科、器械护士、ICU 等。讨论内容应包括患者术前各脏器的功能评价、是否具有手术的适应证或禁忌证、病变位置、颈动脉分叉位置、术前用药情况、手术是针对哪一侧病变、麻醉方式及手术方式等。

4. 术前谈话　给患者及家属讲解麻醉风险和手术风险,解答疑问,签署手术知情同意书。

5. 术前服用药物情况及处理方法

(1)并发症的有效控制:颈动脉狭窄患者一般都有很多并发症,如高血压、高脂血症、糖尿病、高同型半胱氨酸血症等,为尽可能降低围手术期的风险和改善长期预后,应对并发症予以适当的药物治疗,以期得到有效控制。

(2)围手术期抗栓治疗:围手术期一般建议给予抗血小板治疗,推荐"单抗"药物即可,药物包括每日阿司匹林 100mg 或氯吡格雷 75mg,二者在 CEA 围手术期的疗效不存在显著性差异。如果患者长期服用氯吡格雷和阿司匹林双重抗血小板治疗,应详细检测血小板计数和评估血小板功能,如无明显出血倾向,可以继续服用,如果存在出血倾向,可根据病情适当停用或减量使用。

6. 术前常规准备

(1)备血:CEA 术中极少需要输血,但术前 1 天宜备红细胞 400ml。对于特殊情况,则需备新鲜血浆、血小板。

(2)术前 1 天术区备皮。

(3)术前 12 小时禁食,6 小时禁饮。

7. 手术室准备

(1)普通手术器械的准备(不同手术方式,可能要求不同,并非必备):包括缝线、单极电凝、双极电凝、粗细带侧孔(泪滴形)金属吸引器头、留置针软管(冲洗用,无损)、皮套(细乳胶导尿管)、蚊式小弯钳 10 把、神经外科用止血纱布、棉片、负压引流球式抗压引流管、放大镜 1副、头灯 1 个、直角钳 1 把、宽镊子 2 把、无损血管镊 2把、乳突牵开器 2 把。

(2)颈动脉内膜切除术专用手术器械 1 套。

(3)转流管(必要时)。

(4)补片(必要时)。

(5)手术显微镜。

(二)患者的术前风险评估

对患者的术前评估包括脑卒中病因学评估、一般情况评估和主要脏器功能评估。

1. 脑卒中病因学评估　主要是对颈动脉杂音和粥

样硬化性狭窄病变的评估。目前采用的方法有听诊、颈动脉超声、经颅多普勒（TCD）、CT 血管造影（CTA）、磁共振血管成像（MRA）、颈动脉高分辨率磁共振（HR-MRI）及脑血管造影（DSA）等。尽管脑血管造影仍然是 CEA 术前评估的"金标准"，但通常 CTA 足以满足绝大多数颈动脉狭窄的术前诊断。

2. **一般情况评估**　包括基本生命体征、危险因素合并情况的评估，从而更好地估计手术的危险性。主要的危险因素包括年龄、高血压、高脂血症、糖尿病、肥胖、吸烟、酗酒等，术前要进行详细评估并积极控制。糖尿病患者需要采取措施将血糖控制在 10mmol/L 以下。高血压患者术前要进行降压治疗，收缩压不可过高或过低，过低会引起术中脑供血不足，过高则会诱发脑出血；一般收缩压应维持在略高于正常的水平，一旦血压升高超过 180/110mmHg，则手术的危险性会大大增加。

3. **主要脏器功能评估**

（1）心脏：有心脏病症状的患者一定要进行术前心脏评估，包括心电图、超声心动图，必要时行冠状动脉造影。有不稳定型心绞痛，近期发生心肌梗死或难以控制的充血性心力衰竭的患者应尽可能采用内科药物治疗。术后心肌梗死是 CEA 术后死亡的首要原因，故应在术前保证充足的供氧，并行静脉内补液以补充血容量。对于合并有重度冠状动脉狭窄的患者，若有手术指征，建议先行冠状动脉支架植入术或冠状动脉搭桥术。对于心动过缓者，内科会诊后，必要时先放置临时或永久起搏器再行 CEA。

（2）肺：术前还应了解患者的肺功能状况，检查胸片，进行肺功能检查及血气分析，并做好术中监测的准备。严重的慢性阻塞性肺疾病是 CEA 的相对禁忌证，推荐在术前清理呼吸道以改善肺功能。

（3）肾：进行肾功能常规检查，必要时行肾超声检查、肾动脉造影以评估肾血管情况。

（4）眼：测量视力、视野及眼底。采用眼周多普勒及眼充气体积描记法（OPG-gee）来评估眼周的供血情况，即通过评估颈内动脉向眼周的一些终末动脉的供血情况，来探测颈内动脉的血流动力学损伤。

（5）鼻腔及口腔：检查口腔有无感染，牙齿有无脱落，有无牙周炎、牙龈炎，如考虑经鼻气管插管，必要时请耳鼻喉科会诊；检查双侧声带有无麻痹等。

（6）血液系统：通过血生化检查评估血糖、血脂水平，并检查有无凝血功能障碍。

（7）肝：完善肝功能的各项检查。

（8）脑：术前常规行头颅 CT 检查，必要时行头颅磁共振弥散加权成像（DWI）检查，了解颅内是否有近期急性脑梗死，如有需将手术推迟 2~3 周，以防止术后再灌注损伤。

七、围手术期危险因素的控制

2011 年，美国多个学术组织共同发布的《颅外颈动脉和椎动脉病变诊治指南》对 CEA 围手术期危险因素的控制给出了一些建议，值得我们重视和借鉴。

1. **高血压**　高血压是最常见的、可以控制的脑卒中危险因素。相关指南中关于高血压的治疗建议包括：对于无症状颅外段颈动脉或椎动脉粥样硬化的高血压患者，应该通过降压治疗保持血压低于 140/90mmHg。另外，除非在超急性期，患有高血压和症状性颅外段颈动脉或椎动脉粥样硬化的患者都应该进行降压治疗，但有具体目标（如 140/90mmHg）的降压治疗因为有加剧脑缺血的可能而获益不明确。

2. **糖尿病** 糖尿病患者发生缺血性脑卒中的风险比正常人要高 2~5 倍，相关指南对于糖尿病的治疗建议包括：饮食、锻炼和降糖药物。然而，使糖化血红蛋白（HBA1c）低于 7.0% 的强化降糖治疗对脑卒中预防的意义目前还不清楚。

3. **吸烟** 吸烟会增加 25%~50% 的缺血性脑卒中发生率，与持续吸烟者相比，戒烟者 5 年内的脑卒中发生率大大降低。因此，相关指南建议患者应该立刻戒烟，并进行戒烟干预疗法，以减少动脉粥样硬化的加剧和脑卒中的危险。

4. **高脂血症** 对于合并高脂血症的患者而言，应该使用他汀类药物将低密度脂蛋白（LDL）降至 100mg/dl（25mmol/L）以下。如果他汀类药物不能达到治疗目标，或不能耐受他汀类药物的患者，可以使用包含其他增进疗效的药物（如胆汁酸螯合剂或烟酸）的强化降脂药物疗法。

5. **酗酒** 饮酒和脑卒中的关系很复杂。过度饮酒会增加脑卒中的发生风险，而适量饮酒则不产生效应，甚至还有轻微的保护作用。饮酒对于缺血性脑卒中和出血性脑卒中的影响也不同。适量饮酒可以使高密度脂蛋白（HDL）水平升高，降低动脉粥样硬化性心脏病的危险。应尽量避免过度饮酒。

6. **绝经后使用雌激素**　绝经后心血管危险和脑血管危险与绝经后雌激素替代的关系仍不清楚。接受 CEA 的患者不需要中断绝经后雌激素替代治疗。

7. **高同型半胱氨酸血症**　高同型半胱氨酸血症可增加脑卒中的发生风险。同型半胱氨酸水平增高的老年患者出现颅外颈动脉狭窄 > 25% 的风险增高 1 倍，血浆叶酸和 5′ 磷酸吡哆醛浓度与颈动脉狭窄成负相关。根据情况可口服叶酸片或肌内注射维生素 B_{12}，但现有证据并不足以制订出支持或反对常规补充维生素治疗的推荐意见，也没有证据表明降低同型半胱氨酸水平可预防脑卒中复发。

8. **抗血小板治疗**　有关 CEA 围手术期应用抗血小板治疗的作用还没有进行充分的研究。抗血小板治疗有可能会降低围手术期脑卒中、术后长期的脑卒中发生率以及术中或术后冠脉事件的发生率。接受 CEA 的患者，只要没有禁忌证，都应该在术前服用阿司匹林，但其理想剂量仍不确定，范围为 75~325mg/d，通常建议术前口服肠溶阿司匹林 100mg/d。

八、麻醉、手术器械及药物管理要求

（一）麻醉的选择

颈动脉内膜切除术的麻醉方法有局部麻醉、区域麻醉和全身麻醉。但监测手段的选择、转流管的放置等都会影响麻醉方法的选择。

1. **局部、区域麻醉**　目前局部、区域麻醉在颈动脉内膜切除术中还未得到广泛应用,全身麻醉 CEA 仍是主流,但是在 Halm 的回顾性研究中,发现局部麻醉是手术的独立保护因素(OR=0.30,95% 可信区间为 0.16~0.58,P = 0.000 4),患者能从局部麻醉中获益。在过去十几年里,外科医师们之所以选择局部或区域麻醉,是因为通过直接观察可以准确有效地评估患者的意识和运动功能来决定是否放置转流管。然而,在早期的报道中,仍有一部分患者因不能耐受区域麻醉下的交叉钳夹而停止操作(约发生在 10% 的病例中),之后又在 24~48 小时通过全身麻醉再次手术,并且放置了转流管。目前局部、区域麻醉的方法已经有了明显的改进,这种延期的做法未再见到报道。

不同的手术时代对于局部麻醉应用的普遍性也会有所改变。患者越来越多地要求尽量降低手术费用,缩短住院时间,这在一定程度上也会促使外科医师在手术方法的选择上做一些改变。有经验的外科医师可以将区域麻醉应用到所有的颈动脉手术患者。需要紧急进行全身麻醉的患者往往是为数很少的。

2. **全身麻醉**　至今为止,大多数中心仍然将全身麻醉作为颈动脉外科手术的首选麻醉方法。在 NASCET 中,绝大多数(95%)的患者接受的是全身麻醉。Cheng 等对神经麻醉和重症监护学会(Society of Neuroanesthesia and Critical Care,SNACC)进行了一项调查,84.7% 采用全身麻醉进行 CEA,16.7% 采取局部阻滞麻醉,2.8% 采取局部麻醉,或者是区域、全身麻醉相结合。通常以低浓度的吸入麻醉剂(N_2O)进行较浅的全身麻醉。所有常用到的吸入性麻醉药物,以及静脉注射巴比妥类,都可以明显地降低大脑耗氧量($CMRO_2$),理论上对于缺血期间的脑保护是非常有利的。此外,全身麻醉可以更准确地控制呼吸参数和动脉血氧分压(PO_2),方便在手术过程中快速地控制血压的改变。

(二) 手术器械

颈动脉内膜切除术目前一般采用的是颈动脉系列器械。一套完整的颈动脉手术所必需的器械包括血管钳、1 个尖头金属持针器、1 个直角钳及用来分离和打开血管的剪刀。在解剖、游离和环绕血管的操作中,需要使用精细的直角钳。不同型号的 Metzenbaum 剪刀是分离或环绕血管的理想器械,因其没有太锋利的尖端,很少误伤到血管。用 15 号刀片打开血管之后,通常使用直的、弯的或带角度的 Potts 剪刀切开血管壁。还包括一些防止血管损伤的血管钳,依据显露的程度、深度、血管的大小及放置的角度(如横跨、倾斜或相切)等的不同,有不同大小和形状的血管钳可供选择。血管钳有交叉相连的精细的刃或齿,使它们能在不夹破血管的情况下夹闭血管,如 DeBakey 钳。还可以采用其他类型的血管钳,包括标准哈巴狗夹、Gregory 和 Fogarty 哈巴狗夹等。也有一些医师习惯采用动脉瘤夹进行动脉的阻断,其较小的体积更便于操作。在解剖和操作过程中,常用到 Rummel 血管束带,一般是在需要进行分流的时候,通过环绕来阻断分流管周围的颈总动脉和颈内动脉。

选择血管缝合材料就像选择手术器械一样,具有个体化的特点,每个外科医师都有自己的习惯。缝线的质量应该保证,以减少缝线处崩裂和动脉瘤形成的可能,将通过缝线孔处产生漏血的可能性以及与血管壁接触的缝线数量减少到最小。另外,一般采用接近缝线直径的针搭配使用,在进针时以 90° 刺入血管壁,在针的穿行过程中严格顺着针的弧度,腕部转动 180°,以使针能够光滑地牵出,这将减少不必要的针孔扩大。

虽然不同类型的手术器械可能对手术产生一定的影响,但关键因素还是医师的技术和操作习惯。

九、体位和手术室布局

1. **患者体位** 患者取仰卧位,头部过伸并向对侧旋转。头部旋转的程度取决于颈内动脉和颈外动脉的位置关系,一般是颈外动脉位于前内侧,颈内动脉位于后外侧,二者之间通常在某种程度上前后重叠。因此,适当地旋转头部可以使颈内动脉转向更外侧,避开颈外动脉的遮挡。当颈内动脉隐藏于颈外动脉的后内方时,即颈内、外动脉并行时,面部和头部必须尽量向对侧旋转,以便将颈内动脉旋出,便于术中显露。偶尔也可以碰到颈内动脉完全位于颈外动脉深面,这种情况下,无论头颈部如何旋转,也难以达到满意的显露效果,只能在术中充分游离颈外动脉后将其牵向内侧。

2. **手术室布局** 手术室布局依据医师习惯的不同而不同,但基本原则是要留有足够的空间,保证术中监测设备和手术显微镜的使用(图 2-3)。

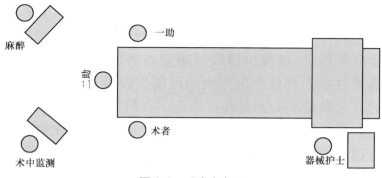

图 2-3 手术室布局

十、手术步骤

(一)基本方法

CEA 一般有三种基本切口类型。第一种是沿着胸锁乳突肌的前缘做一个纵向切口,这种切口最为常用,优点是便于延伸,在术中需要进行高位显露的情况下可达到很满意的效果。第二种是在颈前三角做一个横切口,横切口可能与颈部的皮肤纹理更加吻合,但是在进行高位显露时难度较大,常需要有助手使用 army-navy 拉钩用力拉才能显露出远端的颈内动脉。第三种是将切口绕到耳前,沿着面部侧缘向上延伸,考虑到美观的影响,一般仅限于显露部位较高的时候应用。

切开皮肤后,依次切开皮下脂肪、颈阔肌和肌肉筋膜,分离并结扎走行于筋膜下的颈外静脉系统的属支。然后沿胸锁乳突肌前缘平面进行分离,将此肌肉拉向外侧,显露颈内静脉,并沿其内侧分离,对于妨碍术野的属支要逐一结扎,从而将颈静脉移向外侧,显露出颈动脉分支和迷走神经。

舌下神经是 CEA 手术中需要保护的神经,一般在二腹肌下缘,从后上向前下在颈内和颈外动脉浅部跨过,其下方受到一支从枕动脉发出到达胸锁乳突肌的小动脉的限制。颈脊神经节也从下面牵拉着舌下神经,分离颈脊神经节和支配胸锁乳突肌的动脉,可以游离出舌下神经,这是显露高位颈内动脉的重要一步。对于高位颈内动脉的显露,也可以通过分离或切断二腹肌后腹达到,一般不需要进行下颌骨脱位来达到足够的高位显露。

对颈总动脉、颈内动脉、颈外动脉和甲状腺上动脉要分别采用适当的措施进行阻断,血管钳、阻断夹、丝线结扎等方法均可,依据术者的操作习惯而定。个别患者的咽升动脉起点较低,可能也需要单独阻断。

建议根据术中监测结果选择是否术中转流,如术中采用 TCD 监测,如果在阻断上述动脉后,同侧大脑中动脉血流速度下降幅度超过 50%,则采用转流。

颈动脉切开前要进行肝素化。一般从靠近病变部位的颈总动脉开始,向上延伸到颈内动脉近端,终止于斑块远端正常的颈内动脉。在切开颈动脉时,由于部分病变十分坚硬,应尽量保持剪刀的稳定,否则切口容易偏移或扭曲,造成缝合的困难。

切开颈动脉后,一般沿着斑块最严重的部分开始分离,分离界面的确定非常重要,剥离过多可能导致剩余的中、外膜过薄,剥离过少则可能遗漏斑块;首先分离颈总动脉端,以剥离子沿着斑块与剩余中膜、外膜之间的自然界面,分别从内侧缘和外侧缘向深面分离,内外侧缘会师后,以剪刀或尖刀将颈总动脉端锐性切断,然后纵向移动剥离子,将斑块从剩余的动脉壁上剥离下来。对于颈外动脉起始端的斑块,可以通过将其翻转切除斑块。如果颈外动脉狭窄较重且位置较高时,也可以采用Y形切口切开颈外动脉,彻底清理斑块。

颈内动脉端的斑块切除非常关键,一般而言,斑块到正常颈内动脉内膜之间存在较为明显的过渡区域,正常的内膜呈现乳白色,与增厚并动脉硬化的黄色明显不同,该部位的操作多建议用精细剪刀或显微剪刀锐性切断,从而防止内膜游离缘在逆向血流冲击下翘起出现夹层。对于部分病例,可以钉合数针以固定内膜,结打在血管壁外。最后,用肝素生理盐水反复冲洗手术区域,对漂浮起来的残余斑片和内膜组织进行彻底清除,以保证动脉内壁光滑。

动脉切口大多直接缝合,也有的医师对部分病例采用补片扩大缝合。一般选择6-0缝合线连续缝合切口。补片的材料包括多聚酯材料、大隐静脉补片,甚至是翻转的双重颈外静脉补片,其目的在于扩大管腔直径,防止再狭窄。2020年,欧洲血管外科学会(European Society for Vascular Surgery,ESVS)发布的《2020年欧洲血管外科学会血管移植物感染诊治临床实践指南》指出:颈动脉补片血管成形术优于直接缝合(A级推荐),虽然有国外临床试验的支持,但对训练有素的医师来说在显微镜下操作,基本不会出现缝合后导致的狭窄及再狭窄。缝合到最后一针时,分别放开阻断的各血管,依靠血流将管腔内的空气和斑块碎片冲洗到体外,严密缝合后,依次开放甲状腺上动脉、颈外动脉和颈总动脉,10秒后再开放颈内动脉,减少碎片进入颈内动脉的机会。

各动脉分支开放后,若TCD显示大脑中动脉血流增加持续超过150%,则部分阻断颈总动脉然后逐渐开放,以防止过度灌注的发生。复查超声,证实血管通畅后,依次缝合切口。一般可以在颈动脉鞘外留置引流管,术后第2日拔除。对于切口皮肤,可采用皮内缝合或粘条对合,以防止产生瘢痕。

(二)基本操作步骤

1. 麻醉前,根据需要行桡动脉有创动脉监测、颈内静脉中心静脉压监测等。

2. 气管插管静吸复合全身麻醉。

3. **手术体位** 仰卧,颈部后伸,头偏向手术对侧。

4. **手术切口** 取患侧胸锁乳突肌前缘斜切口,以影像为依据,确定切口的中心位置。

5. **手术区域消毒** 用2.5%碘酊消毒两遍,用75%的乙醇脱碘两遍。

6. 铺无菌单,切口显露要充分,以利于术中随时延长切口。

7. 贴无菌手术膜,保护切口。

8. 用手术刀切开皮肤,切开皮下及浅筋膜。

9. 显露颈阔肌,注意颈前浅静脉,如在术野影响操作,结扎后剪断分离。

10. 分离胸锁乳突肌前缘,显露颈动脉鞘。

11. 分离颈内静脉内侧缘,显露面静脉。

12. 双重结扎面静脉并剪断。

13. 剪开颈动脉鞘，显露颈动脉。

14. 分离颈总动脉、颈外动脉、颈内动脉、甲状腺上动脉，并置阻断带（图 2-4）。

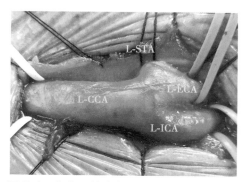

图 2-4　分离颈总动脉、颈外动脉、颈内动脉、
甲状腺上动脉，并置阻断带
L-ECA：左侧颈外动脉；L-ICA：左侧颈内动脉；L-CCA：
左侧颈总动脉；L-STA：左侧甲状腺上动脉。

15. 依次阻断甲状腺上动脉、颈外动脉、颈总动脉和颈内动脉后，以 15 号刀切开颈动脉前壁。

16. 用 Potts 剪剪开颈总动脉至颈内动脉斑块远端。

17. 根据术中 TCD 决定是否放置转流管。

18. 用剥离子从颈总动脉向颈内动脉剥离斑块（图 2-5）。

19. 细致修剪颈内动脉远端残留的内膜，部分需要钉合固定，以免术后造成局部血栓形成或动脉夹层。

20. 连续缝合颈动脉，也可考虑补片缝合，防止术后再狭窄。

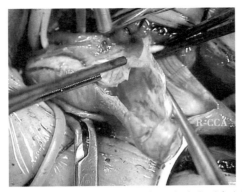

图 2-5 用剥离子从颈总动脉向颈内动脉剥离斑块

R-CCA：右侧颈总动脉。

21. 关闭颈动脉前用肝素盐水冲洗颈动脉管腔,防止斑块碎屑及空气栓子在开放颈动脉后形成栓塞。

22. 依次开放甲状腺上动脉、颈外动脉、颈总动脉及颈内动脉的阻断夹,若开放后 TCD 监测显示大脑中动脉血流增加超过 150%,则部分阻断颈总动脉然后逐渐开放以防止过度灌注。

23. 复查超声,证实血管通畅。

24. 缝合颈动脉,表面放置止血纱布,以防止术后颈动脉缝合处针孔出血。

25. 在颈动脉鞘外留置引流管。

26. 间断缝合胸锁乳突肌筋膜、颈阔肌和皮下。

27. 皮内缝合或粘条对合皮肤。

十一、术中监测及注意事项

为减少全身麻醉下颈动脉手术的并发症,通常术中要采用多种监测技术。这些监测方法可分为两大类,即有关血流的监测和有关脑功能的监测。前者包括术中TCD、测定残端压力、放射性核素 ^{133}Xe 局部脑血流量测定、血管造影等。后者包括脑电图(EEG)、体感诱发电位(SSEP)监测、近红外光谱(NIRS)测量等。

(一)血流评估

1. **经颅多普勒(TCD)** 在 CEA 手术中连续监测双侧大脑中动脉(MCA)的血流速度,从而实时了解术中的脑血流变化,及时调整手术方式。在阻断颈动脉各分支后,如果同侧大脑中动脉血流降低 50% 以上,则需要转流,而转流管置入后,还可以通过 MCA 的血流评价转流的效果,在血流重建后,可以通过 MCA 的血流评价颅内灌注的情况,整个手术过程中,TCD 还可以监测术中或术后的微小栓子。TCD 作为颅内灌注压的直接评价手段,对于 CEA 的安全性至关重要。

2. **通过视觉评估回血** 外科医师可依靠经验,通过肉眼评估远端的颈内动脉有无回血,借此来决定是否需要选择性地放置转流管。但此方法仅依靠经验,而没有量化,因此并不十分可靠。

3. **残端压** 在分离的颈总动脉远端测定残端压,或者在钳夹近端颈总动脉和颈外动脉之后测定颈内动脉的残端压,这是判断是否需要放置管腔内转流管的最简单也是较为可靠的方法。

在 Moore 最初的研究中,认为平均残端压值在25mmHg 以上代表颈动脉残端压的安全水平。Hays 和其他的一些研究者们在随后也报道了有关这项监测技术的结果,只是修正了平均残端压的安全阈值应该为50mmHg甚至高达70mmHg。其他研究者则强调单独的残端压测量是不够的,他们建议对这些值的解释应该与患者的静息血压值关联起来,或者如同时测定颈静脉压,计算的脑灌注压(CPP)应高出18mmHg。用残端压监测与其他监测方法一同进行评估的方法也有一些质疑,在对两组局部麻醉患者的研究中,发现有6%~9%的患者尽管其残端压值在50mmHg以上,仍旧会出现意识丧失,需要放置转流管。一些常规麻醉的病例也同样显示,残端压值与EEG缺血改变及术中局部脑血流量测定值并不是完全对应的。在另一组病例中,有22%的患者尽管其残端压值在50mmHg以上,但是EEG仍显示有缺血改变。目前,在术中评估是否需要放置转流管时,如果使用残端压进行评估,往往需要同时评估患者的生理功能加以补充。

4. **术中局部脑血流量** 一些中心曾经通过向颈动脉内注射放射性核素氙(^{133}Xe)的方法进行术中局部脑血流量(rCBF)的分析。这项评估手段可以提供一些很有价值的信息,即关于脑组织可耐受的rCBF值的低限,以及rCBF值与EEG监测和残端压测定值之间的相关性。Boysen最初的研究认为,rCBF值达到$30ml \cdot 100g^{-1} \cdot min^{-1}$的临界值则意味着会出现术中不可逆性缺血改变。但是,后期Sundt所做的一系列研究纠正这一临界值为$18\sim20ml \cdot 100g^{-1} \cdot min^{-1}$。这些研究中,同侧rCBF值已低于临界值,但EEG的变化却很缓慢甚至很平稳,二者有着很好的关联性。但有些学者强调rCBF值和同侧残端压之间却缺乏相关性。大多数外科医师都是依据 rCBF 值低于 $18\sim20ml\cdot100g^{-1}\cdot min^{-1}$ 来选择放置管腔内转流管的。然而，一项单中心研究报道，从未使用转流管的患者术中 rCBF 值虽然低至 $9ml\cdot100g^{-1}\cdot min^{-1}$，仍未出现缺血导致的神经系统症状。当然术中 rCBF 研究也提供了一些有关脑血管生理的很有价值的启示，因而在有些中心仍会将其作为监测手段。但在大多数 CEA 手术中，这项技术的应用非常有限，主要与仪器使用的有限性和人员培训不足有关。

5. **术中视网膜动脉压** Gee 等通过在术中研究视网膜动脉压来评估转流管放置的有效性。他们发现，留置转流管可明显提高同侧眼收缩压且超过颈动脉夹闭时的眼压。Pearce 等曾经描述了眶上光电肢体体积描记法，可以对术中转流管故障做出迅速反馈。在他们的小样本病例（15 例患者）中，有 20% 的患者由于术中监测到眶上动脉血流减少，需要重新放置转流管。然而，这些肢体体积描记法目前并未得到普遍应用。

6. **术中血管造影** 目前术中动脉造影仍旧是判断手术结果的金标准。其主要缺点在于耗费时间和不方便，但是随着复合手术室的日益推广，术中动脉造影似乎越来越受到欢迎，可以发现术中的夹层、血栓形成、斑块遗漏等情况，并及时做出补救。

7. **术中多普勒扫描** 一般利用无菌多普勒探头定性评价动脉血供重建后的情况，可以清楚地显示颈动脉重建术后通畅的动脉血流，也可以评价转流管的血流。一项关于应用多普勒频谱分析的研究，包括对 45 例患者动脉内膜切除术术前、术后的颈动脉图像分析,显示其有利于发现手术操作过程中的技术失误和预测术中是否需要动脉造影。

(二) 功能评估

1. **脑电图监测**　CEA 术中的 EEG 监测经受了时间的考验,已经成为一种受欢迎的、方便应用且可靠的方法,可以发现由夹闭过程造成的缺血,以及确定是否需要放置转流管。早期研究者们很少将术中观察到的 EEG 改变和术后神经功能缺损关联起来,目前 EEG 监测已经越来越受到关注,并且通过一些研究已经证实,无论是对于清醒状态下的患者还是麻醉患者,EEG 监测结果都可以很好地判断其是否需要放置转流管。

目前已发展形成了用计算机处理技术来量化 EEG 所包含的信息,将结果通过一种更易被外科医师和麻醉师所接受的方式显示出来,这样就没有必要像之前那样必须在手术室配备有专门的脑电图专业人员了。通过这样的显示可以提供主要的 EEG 变化趋势信息,可以在术中对 EEG 快速评估。大部分脑电图计算机分析技术,把脑电图从时域转换到频域。在转换过程中,以电压所测量的振幅转化成电压 - 功率函数。简易频谱分析 (CSA) 和密度调节频谱分析 (DSA) 是功率频谱分析的两种表现形式。为了将显示出来的频率和功率数据的描述和解释加以简化,特地引入了一些参数。最常用到的三个参数为:中间能量频率 (MPF),即平均能量光谱频谱;峰值能量频谱 (PPF),这种频谱包含最大的单成分能量频谱;光谱优势频谱 (SF),即有活动的功率谱的最高频率。脑电监测的主要局限是不能确切地评估脑灌注处于临界状态的区域,难以检出局限的低灌注区,尤其是微栓子导致的梗死,因此还需要进一步完善。

2. **体表感觉诱发电位监测** 采用正中神经所产生的体表感觉诱发电位(SSEP)来预测脑缺血已经越来越多地引起人们的兴趣,它既能反映术中的分流需求,又能预测术后神经功能的变化。判断夹闭时脑缺血的SSEP标准包括中央传导时间延长(潜伏期)或者SSEP振幅降低。无论采用哪种标准来决定是否需要放置转流管,有一点是很明确的,那就是如果振幅完全丧失,即SSEP变平则意味着100%的患者在术后都会出现明显的神经系统功能障碍,而不受是否使用了转流管的影响。关于使用SSEP监测的假阳性率和假阴性率,文献报道的数据差异很大。很多监测方法都存在假阳性结果,并非SSEP监测结果所特有。Tiberio等对264例手术患者进行了研究,采用中央传导时间延长超过1毫秒和/或N20~P25振幅降低至少50%,作为放置转流管的标准,研究结果显示,89%的患者SSEP正常,11%的患者SSEP异常,9%的病例放置了转流管,没有发现这些患者有持久的神经系统功能障碍。因此研究者认为,SSEP可以非常可靠地预测出是否需要放置转流管,应该将其作为首选监测手段。

但是也有学者得出了相反的结论,Kearse等对53例CEA手术患者同时进行EEG和SSEP监测。他们没有采用神经功能的表现作为判断指标,而是将患者的SSEP标准作为金标准与EEG标准进行对比衡量。在

23 例经过 EEG 证明有夹闭缺血的患者中,有 10 例患者中央传导时间延长,但仅有 1 例振幅降低在 50% 以上。因此他们认为,SSEP 并不具备足够的敏感性来确切地识别那些可以通过 EEG 很容易识别出来的脑灌注损伤。

3. **近红外光谱测量(脑氧监测)** 最新引进的一种监测方法是采用近红外光谱(NIRS)连续监测局部脑氧饱和度(regional cerebral oxygen saturation,rSO_2)。该方法是将传感器电极片置于患者的前额,连续监测氧合血红蛋白(oxy-Hb)、去氧血红蛋白(deoxy-Hb)及总血红蛋白。尤其是在放置夹钳和去除夹钳,以及放置和去除转流管的时候要特别注意它们的比例会发生什么改变。相对于 TCD 和 EEG,NIRS 具有使用简便、兼容性高、数据易解读、成本低、非侵入性等优点,可能有较好的使用前景。NIRS 监测强调的是术中 rSO_2 与基线相比的降低或升高,即 rSO_2 的变化,但绝对值不能低于 50%。通常 rSO_2 下降 20% 考虑放置转流管。

十二、相关技术

(一)高位(远端)颈动脉的显露

CEA 手术中高位颈动脉的显露是比较困难的,在 CAS 出现后,这种情况越来越少见,对于高位狭窄的患者,可以采用 CAS 以避免过多的手术创伤,但对于只能接受 CEA 的少部分患者而言,高位显露还是必不可少的,此时可能需要将切口上延,切断局部的肌肉或其他组织才能充分显露。

分离二腹肌后腹可以显露距颅底 2cm 内的颈内动脉,在靠近二腹肌后腹的下缘,枕动脉及其伴随静脉在此经过,应将其结扎。然后分开茎突舌骨韧带与茎突舌骨肌、茎突咽肌及茎突舌肌以去除茎突,便可显露高位颈内动脉,这样操作时易损伤舌咽神经,它位于茎突及其附着肌的深面,走行于颈内动脉和颈内静脉之间。尽管此神经不能被充分显露,但通过将颈内动脉的解剖限定在其外膜周围组织可以减少损伤。

如想显露更高部位的颈内动脉,需常规显露面神经并将其移位。切除腮腺的下极有助于显露下颌骨后面的软组织。为安全地显露面神经,应将颈部切口向耳前方向延伸。

如上所述,高位颈动脉的显露将对周围数支脑神经造成威胁,应充分利用手术显微镜,在保护好脑神经的情况下,显露颈动脉的病变。

(二)止血和抗凝

在阻断颈动脉之前,应采取一些方法来防止暂时闭塞的血管及其邻近部分的血栓形成。尽管阿司匹林、右旋糖酐、双嘧达莫可以延缓自发性凝血过程,减少血小板聚集,香豆素类药物还可降低循环中凝血因子 Ⅱ、Ⅶ、Ⅸ 和 Ⅹ 的水平,但却没有一种药物能可靠地用于在血管操作过程中预防管腔内血栓的形成。相比而言,如果剂量足够的话,在正常的温度及 pH 下,肝素可以使血液保持抗凝状态数小时。然而,CEA 手术中是否需要肝素进行抗凝,抗凝后是否需要鱼精蛋白中和,至今尚无统一意见。

1. **肝素的用法和用量**　在正常情况下,肝素的半衰期有剂量依赖性,从 60 至 120 分钟不等。关于 CEA 手术中肝素抗凝的剂量,尚有争议。监测血浆肝素浓度和激活凝血时间(ACT)有助于剂量的掌握,恰当的浓度为 0.20~0.65U/ml,ACT 为基础值的 2 倍。为达到这一水平,静脉内应用肝素应为 90~100U/kg。北美和欧洲外科学会推荐的平均剂量为 5 000U,静脉注入。静脉用药后,一般 4 分钟后肝素作用分布至全身后再阻断颈动脉。

2. **肝素抗凝的并发症**　CEA 手术中应用肝素抗凝的直接并发症主要是血小板减少,但一般很少见。另外,有些患者可能会由于先天性或后天性原因(如肝病、恶性肿瘤等)导致缺乏抗凝血酶Ⅲ,患者在应用肝素后不能达到抗凝状态。如术前已发现,应予以处理,输入新鲜冷冻血浆或浓缩抗凝血酶Ⅲ。

3. **肝素作用的中和**　临床上一般使用硫酸鱼精蛋白来对抗肝素的作用,因其与肝素结合后,可形成稳定的复合物使之丧失抗凝作用。一般在应用鱼精蛋白后,血浆肝素的浓度会迅速下降,ACT 恢复正常。1mg 鱼精蛋白能中和 100U 肝素。肝素的半衰期一般为 60~90 分钟,应用鱼精蛋白后可以使肝素的半衰期提前,对抗肝素的效应。但鱼精蛋白如果注射太快,会产生低血压等不良反应,且其剂量超过用于对抗肝素的剂量,则可以产生与预期效应相反的结果——低凝。由于这个原因,通常都要求麻醉医师在开始的 5 秒内缓慢给予计算剂量的 1/2,随后直至手术医师注意到渗出减少或术野有凝血出现时再适当增加剂量。在大多数 CEA 手术中，并不需要使用鱼精蛋白，而是让肝素化效应逐渐自行减弱。

(三) 术中转流技术

1. 转流管的放置指征　CEA 术中转流管应用的必要性，是治疗中最受争议和争论时间最长的问题之一。CEA 术者通常有三种意见：一是所有手术中均使用转流管，即常规转流；二是术中监测表明需要时使用转流管，即选择性转流；三是从不使用转流管。

一般是根据监测结果决定是否需要放置转流管。具体需要放置的指征包括如下。

(1) 经颅多普勒 (TCD)：大脑中动脉血流下降幅度超过 50%，则采用转流管。

(2) 觉醒：60 秒内出现神经功能缺损。

(3) 残端压力：颈动脉残端回流压 < 50mmHg。

(4) 脑灌注压 (CPP)：残端颈内静脉压 < 18mmHg。

(5) 局部脑血流量 (rCBF)：$18\sim20\text{ml}\cdot100\text{g}^{-1}\cdot\text{min}^{-1}$。

(6) 脑电图 (EEG)：单侧持续衰减 $8\sim15\text{Hz}$ 或双侧 2 倍 1Hz 的 δ 波。

(7) 体感诱发电位 (SSEP)：振幅降低 50% 或者中央传导时间 (潜伏期) 延长 $5\%\sim20\%$。

(8) 近红外光谱测量 (NIRS)：通常 rSO_2 下降 20% 考虑放置转流管。

2. 转流技术的原则要点　虽然转流的目的在于保证阻断后动脉内的有效灌注，但作为一项操作，势必会有相关的风险。首先，需要转流的患者，术野显露相对要求更高，一般较不需要转流的患者高 2~3cm；其次，转流管的置入可能造成动脉内壁的损伤甚至夹层，增加栓塞事件的发生概率。因此，转流技术的指征非常重要，而其操作方法也需要规范的限定，一般而言，建议首先要将斑块所在部位切开并完全显露到正常的动脉，先将转流管放进颈总动脉，然后排空转流管，再将其轻柔地置入颈内动脉。整个过程中，TCD 可以清晰地判断转流前后的血流变化及栓子脱落的信号，从而保证转流安全地实施。

（四）补片成形术

补片的应用是为了扩大动脉管腔，降低术后再狭窄或闭塞的发生率。血管上的纵形切口，按常规方法缝合时可能会增加狭窄的危险，这时则可以采用补片增加管径的方法进行血管成形。但是，无论何种材质的补片，其应用可能会增加局部血栓形成的概率，因此，CEA 手术中是否需要常规补片，具体到不同学科，观点也不尽相同。神经外科医师由于常规采用显微镜下缝合技术，医源性缩窄较少，因此很少采用补片成形，而其他学科应用补片较为普遍。ESVS 相关指南明确指出，补片成形优于直接缝合（A 级推荐）。补片成形术的适应证没有定论，很多学者建议如下标准。

1. 颈内动脉直径<4.0mm。

2. 动脉扭曲或颈内动脉呈直角发出等解剖因素，直接缝合可能导致管腔缩窄。

3. 动脉壁切开较长或不规则。

4. 因动脉壁瘢痕形成所致的大多数再狭窄。

5. 粥样斑分离界面较深进入外膜(多位于颈动脉球的后外部),且范围较广,超过内膜切除面积的 1/3,直接缝合可能出现急性血栓形成,或动脉瘤样扩张。

采用补片成形技术时应考虑补片的材质、大小及缝合的顺序,理论上,自体组织(如大隐静脉等)的相容性最好,但可能带来额外的并发症,如选择管壁较薄的静脉,可能造成中央坏死和破裂的危险,从而导致难以控制的大出血。以前经常采用 knitted Dacron(针织涤纶)作为补片材料,此种材料容易缝合,且不会发生渗漏,但容易形成血栓附着于内表面,并增厚形成不稳定的假膜,容易感染。因此,目前多采用聚四氟乙烯(PTFE)补片,其由特殊的补片材料(通常厚度达 0.6mm)制成,可以承受足够的力量。理想的补片形状应为椭圆形,使其边上呈现弧形而不是用尖端指向切口的两角。另外,补片应足够窄,使其能够防止缝合所可能产生的狭窄即可,如果补片过宽,不仅会产生小的梭形动脉瘤,而且还会产生湍流和异常的剪切力,导致血栓性栓塞和动脉瘤的形成。

进行补片成形术时,应区分补片正反面,两端修剪成渐细状,用 6-0 双臂 Prolene 线自颈内动脉远侧顶端先锚定一针,然后从两侧由远及近连续缝合补片和动脉壁切缘,缝几针后再交替缝合对侧,进针方向总是从补片外侧进、内侧出,再从动脉壁缘内侧进外侧出。缝至中段时同法修尖补片下端,以更好地适应切口的形状,然后用另一 6-0 双臂 Prolene 线由近到远缝合补片和动脉壁缘,到中间会合,最后将两端的缝线打结固定在一起。

（五）外翻式颈动脉内膜切除术

外翻式 CEA 是 1959 年由 DeBakey 首先提出的。与常规 CEA 相比，其主要特点是避免在颈内动脉远端切开和缝合，而是将之移至管径较粗的分叉部位。早期 DeBakey 提出的方法是横断颈总动脉远端后，同时做颈内动脉和颈外动脉的翻转与内膜切除。但由于受附着的颈外动脉及其分支的影响，颈内动脉翻转的长度受限，因而只适用于颈内动脉斑块局限于近端者。之后有许多学者对这种方法进行过一些改良，但大多数比较复杂，操作比较困难。因此，最经典有效且简单的方法是横断颈内动脉起始段后将其外膜充分翻转，完全剥除其中的斑块。具体的操作方法是，显露出颈动脉后，首先分离颈内动脉至粥样斑块远端。斑块的长度可根据外观和触觉大致判定，即斑块处的动脉外观呈灰黄色，触之较硬；正常动脉略呈蓝色，较软。依次夹闭颈外、颈内和颈总动脉。于颈动脉球部斜向切断颈内动脉，提起断端，找到正确的界面，分离粥样斑块，同时将动脉壁外层向上翻转如同卷起袖管（图 2-6），直至粥样斑块终点。此处可清晰见到正常的动脉内膜，将之推开，锐性切断斑块与正常内膜的交界处。仔细剔除任何残留的碎片或漂浮的纤维，并用肝素生理盐水冲洗，将上翻的颈内动脉外层拉下恢复原位。按常规方法分离去除颈总动脉远端和颈外动脉近端内的粥样斑块，必要时可将切口向颈总动脉和 / 或颈外动脉延伸 0.5~1.0cm。最后，将颈内动脉断端与颈总动脉开口对拢，用 6-0 不可吸收缝线从最上端开始做连续缝合。缝线最后结扎前,分别暂时松开颈内、外动脉阻断钳,确认回血良好,并用肝素生理盐水冲出其中的空气。完成缝合后,先后撤除颈外动脉、颈总动脉的阻断钳,最后撤除颈内动脉的阻断钳。

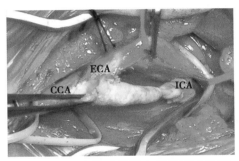

图 2-6 于颈动脉球部斜向切断颈内动脉,提起断端,找到正确的界面,分离粥样斑块,同时将动脉壁外层向上翻转如同卷起袖管,直至粥样斑块终点

CCA:common cartied artery,颈总动脉;ECA: external cartied artery,颈外动脉;ICA:internal cartied artery,颈内动脉。

翻转式 CEA 手术中需要放置转流管时,放置方法与传统 CEA 不同。当粥样硬化斑块局限于颈内动脉近端时,可以在正常的颈内动脉切口放置转流管;当粥样硬化斑块较长,向颈内动脉远端延伸较长距离时,需要先切除斑块主体,接着置入转流管,最后再仔细清理残余斑块和交界区域,在动脉吻合最后几针前取出转流管。

对于传统和翻转式 CEA 的对比,有学者进行了系统回顾,认为翻转式 CEA 可能降低颈动脉闭塞和再狭窄率,但例数尚少,难以确定各自的优劣,围手术期的并发症发生率也难以确定,因此,对于外科医师而言,应当选择熟悉的手术方式。

(六)双侧颈动脉内膜切除术

临床上有时候会遇到双侧颈动脉狭窄,对于该类患者的治疗选择没有固定的选择依据,更多的是个体化方案。一般而言,不建议双侧同时或间隔时间过短行CEA,因为同时去除双侧颈动脉窦神经,可能会造成血压大幅波动,同时,可能伤及双侧的脑神经,影响声带和喉部的功能。当患者需要接受双侧 CEA 手术时,建议尽量将两次手术安排间隔 4~6 周,且在第二次手术前对患者进行声带检查,确保其没有隐匿性脑神经损伤或者声带功能障碍。

对于双侧颈动脉狭窄选择哪一侧先行治疗,要综合患者的症状、颅内代偿状况、狭窄程度等多方面因素考虑,一般先选择近期有症状的一侧实施手术;如果双侧均是重度无症状狭窄,则一般先治疗狭窄程度较重的一侧,或者选择优势半球一侧先行手术。

(七)颈动脉完全闭塞

自 1953 年 DeBakey 首次成功为颈动脉闭塞患者实施颈动脉内膜切除术以来,出现了许多类似的报道,结果不尽相同,但有些患者的确能从中获益。许多术者认为,颈动脉闭塞患者的预后与术前病情、手术时间和闭塞范围有密切的相关性。对于术前病情稳定、无意识障碍和明显神经功能缺损,闭塞时间在 24 小时内,且闭塞范围较局限的患者,术后获益程度较大。也有的学者主张对于该类患者,应详细评价脑灌注状况,仅对灌注降低或脑血管储备能力下降的患者,手术再通可能获益。

术中打开颈动脉,将斑块和血栓去除之后可能见到颈内动脉远端有显著的血液反流,提示闭塞以远动脉管腔通畅,简单缝合后即可再通;但更多的时候仅见到少量血液反流或无血液反流,此时可以通过吸引器吸引或置入 Fogarty 取栓导管进行拉栓,但可能造成颈内动脉内膜的损伤,甚至导致颈内动脉海绵窦瘘,因此术前的判断至关重要,术前 DSA 显示的闭塞段到反流段的距离对术中拉栓的判断有所助益,术前超声和颈部线圈 MRI 检查对闭塞段血栓性质和范围的判断非常重要,可以降低闭塞再通 CEA 的风险,提高成功率。另外,现在复合手术室的应用,可以使医师在影像指导下对闭塞段进行介入方法再通,也是未来探索的方向。如果闭塞再通未能成功实施,应将颈内动脉近端结扎,避免颈内动脉残端综合征的发生,同时,进行颈总动脉和颈外动脉的斑块和内膜切除术,从而保证颈外动脉代偿通路的通畅。

(八) 急性脑卒中的急诊 CEA

急性脑卒中的急诊 CEA 是否恰当存在一定争议,其方法与标准的 CEA 方法也稍有不同。对于意识正常,没有出血或头颅 CT 扫描无占位效应的脑卒中患者可以采取手术,并可以采取完全肝素化,很多医师建议常规放置转流管,术中和术后应严格控制高血压。

早期开展 CEA 的经验已经形成了一种普遍接受的观点,即对急诊脑卒中患者,不管其严重程度,延期手术 4~6 周,以防轻度梗死转化成出血性梗死导致临床症状进一步恶化。一方面,有近期研究报道提示,早期手术而非延后4~6周对轻度致残性脑卒中患者是安全的。另一方面,亦有报道在有脑卒中表现后4~6周接受手术的患者围手术期脑卒中的发生率更高。不延迟手术的其中一个原因是,在等待期间尤其在狭窄已有进展或已接近闭塞的情况下,患者脑卒中的复发率会很高,这在NASCET试验中已经得到了证实:103例入选时因脑卒中症状而诊断的经内科治疗的患者,有4.9%在随机分组后30天内发生复发的同侧脑卒中。

NASCET资料提供了更进一步的信息。对100例入选试验时诊断为致残性半球卒中的颈内动脉狭窄70%~99%的患者进行了亚组分析,其中40%在30天施行了CEA,其余患者于延后时期内行CEA。分析发现,早期手术组的围手术期脑卒中和病死率与延期手术组之间无显著差异,术前CT扫描异常结果与随后的脑卒中危险之间无任何关联。基于急诊手术的致残致死率与接受延期手术者相当,严重颈动脉狭窄者非致残性脑卒中后可以在早期施行CEA。对症状性高度狭窄患者延期4~6周手术使他们暴露于复发性脑卒中的危险处境,这种情况可通过早期手术避免。

(九) 显微颈动脉内膜切除术

放大的视野以及良好的光源条件可以帮助医师对动脉壁进行更为良好的修补重建,很多显微CEA的相关文献均报道了较低的致残率和病死率,这种显微手术方法是外科手术方法上的一种改进。Spetzler等建议采取更为仔细的方法来降低CEA的危险性,其中就包括显微颈动脉内膜切除术,他们强调,并不是在整个手术过程中都需要在显微镜下操作,而是在粗略去除斑块之后,对血管进行最后的清理和修复时显微镜下的操作非常必要。另外,显微CEA可以更清楚地显示斑块与中、外膜之间的界线,可以帮助术者更均匀细致地缝合血管,减少缝合所致的狭窄。

目前,神经外科已经由传统的神经外科进入了显微神经外科时代,尽管显微手术已经广泛应用于神经外科领域的各种手术,但是还没有关于显微CEA与传统CEA的对照试验或者随机试验,相信显微CEA会最大限度地降低术后并发症,提高安全性和远期疗效。

十三、术后监测

CEA本身的手术操作并不困难,围手术期的处理非常重要,直接关系到手术的安全性,术后一定时期内要进行严密的生命体征和神经功能监测,尤其是合并很多危险因素的高危患者,包括高龄、心肌梗死病史、心肺功能欠佳、血压控制不良、同侧颈内动脉重度狭窄伴对侧闭塞、侧支代偿差等。具体的监测项目包括以下几个方面。

1. **神经系统的监测** 应密切检查患者的神经系统状况,包括神志、对侧肢体的感觉和运动功能、病理征等,如果患者出现神经功能障碍,如神志不清、对侧肌力减低、言语不利等情况时,应立即行超声、颅脑CT或MRI,甚至血管造影检查,并及时进行相应治疗。

2. **气道的监测** 气道的通畅是保证CEA手术成功的关键,首先要注意喉头和气管的位置,提防颈部血肿压迫气管的可能,连续监测动脉血氧饱和度的变化,必要时监测动脉血气的变化。手术后及时咳痰,以防止肺不张。

3. 伤口的监测 伤口血肿的发生多与围手术期抗血小板治疗及术中抗凝相关,如果血肿较小,不会产生明显的临床症状,但如果血肿较大,则可导致局部疼痛、气管移位和气道受阻,应密切观察局部,必要时可以反复超声检查,如果气道受到影响,应尽早返回手术室,打开伤口,清理血肿。

4. 血压的监测 CEA 手术后血压的控制具有个体化策略,建议由 TCD 监测,根据 MCA 血流速度决定目标血压,一般而言,术后血压过高可能导致颅内过度灌注,表现为精神障碍、脑水肿或脑出血,但如果术后血压过低可能影响心脏、脑、肺等重要器官的供血,尤其是对于既往冠心病史和伴发多支动脉狭窄的患者而言,术后低血压具有较大的风险。

5. 心脏的监测 CEA 手术后的首位死因是心肌梗死,可能立即发生,但更常见的是在后期发生。由于动脉粥样硬化性心脏病与颈动脉粥样硬化经常合并发生,因此,对每一例 CEA 患者均应假设其合并冠心病,术前的心脏检查非常必要,不稳定型心绞痛、充血性心力衰竭和明显的心律失常均为 CEA 的相对禁忌证,应在术前尽可能纠正和改善。CEA 术后应保证充足的供氧及心电监护,同时还应避免输液过多加重心脏负担。

6. 抗栓治疗 一般建议术后 24 小时内静脉应用右旋糖酐 40,并长期口服阿司匹林 100mg/d,或氯吡格雷 75mg/d。部分医师倾向于术后抗凝治疗,尤其是在进行补片修补后,但抗凝治疗肯定会增加术后血肿的风险,而其获益并不确定。

十四、手术并发症及其管理

(一)缺血性脑卒中或短暂的神经功能障碍

CEA 手术后发生脑梗死的原因很多,包括急性动脉闭塞、术中低灌注导致血流动力学障碍,以及术中和术后的栓塞,不同原因可能表现不同,对应的治疗策略也不尽相同。

急性动脉闭塞多发生于缝合颈动脉后的短期内,以及术后数小时后,前者多因为颈内动脉端内膜夹层及继发血栓形成所致,表现为麻醉清醒后即刻的神经功能障碍,一般较重,甚至伴有意识障碍,查体可能无法触及颈动脉搏动,此时超声的迅速复查非常重要,必要时应迅速打开伤口,重新探查并缝合;而对于后者,可能由于动脉管腔内残留内膜片或斑块碎屑导致血栓形成,超声证实后,可以即刻行血管造影,必要时可以急诊行介入再通治疗,但由于是术后早期,不建议对该类患者行溶栓治疗,而应更多地考虑机械再通的方法。

术中低灌注导致的脑梗死一般表现为麻醉清醒后即刻的神经功能障碍,多表现为一侧肢体的肌力和感觉障碍,且术中 TCD 可以明确提示低灌注的发生,对于该类患者,术后早期扩容治疗是积极有效的,一般能够逆转患者的缺血症状。

术中及术后栓塞也是 CEA 后脑梗死的常见原因,可能的相关因素包括术前缺乏抗血小板治疗、术中显微操作不够遗留大量碎屑、术中空气栓塞及术中使用转流管等,TCD 可以发现较多的栓子信号,术后早期发现神经功能障碍,甚至是典型的单肢瘫,均可提示该种并发症的可能,对此应积极行抗栓和扩容治疗,并给予早期康复,一般预后良好。

(二)术中脑神经及周围神经损伤

CEA 手术从皮下到颈动脉旁,有多支神经经过,包括颈丛的感觉支、面神经、舌下神经、迷走神经、副神经等,这些神经的损伤是 CEA 手术后最为多见的并发症。

由于切口的原因,CEA 手术后颈丛的感觉支,即颈横神经和耳大神经受损有时是不可避免的,导致术后同侧上颈部、下面部及耳下麻木,甚至是永久性感觉障碍,但对大多数患者而言是可以忍受的。颈部横切口可能避免颈横神经的损伤,但缺点是术野显露受限。

脑神经的损伤也较为常见,NASCET 研究发现,损伤概率最高的是舌下神经,为 3.7%,其次是迷走神经为 2.5%,面神经为 2.2%,副神经为 0.2%,但大多为轻度损伤。其他的一些试验结果也基本与之相同,在 Maroulis 等的一项回顾性研究中,发现脑神经损伤率为 5.6%,2.6% 的患者单侧声带麻痹,3.3% 有舌下神经麻痹,0.7% 有舌咽神经损伤,另外还有 0.4% 的面神经麻痹,所有患者在术后几周内神经损伤有所恢复,而且在术后 2 周至 14 个月没有遗留症状。除这些神经受损外,对颈交感链的损伤可能产生霍纳综合征。细致的显微神经外科技术、锐性分离及避免使用单极电凝,将有助于预防大多数脑神经并发症。

1. **迷走神经损伤**　迷走神经通常沿着颈动脉后面在颈动脉和颈内静脉之间走行,并由单独的筋膜鞘所覆盖,CEA中其主干损伤很少见,多由于手术显露过大或粗暴电凝而受到损伤。但有时迷走神经走行于颈动脉前部,喉返神经起于颈动脉分叉水平,即"非返回"性喉返神经变异,此时右侧很容易被切断。有时由于前位迷走神经的存在,移动颈总动脉使迷走神经及其喉返神经支处于危险的境地,此时,建议从内侧开始并始终保持在血管外膜平面内围绕血管进行分离,如此有利于使神经移动并使之与动脉分开。

喉返神经纤维走行于迷走神经主干的内侧,对迷走神经内侧部分的损害可能造成喉返神经损伤,最多见于自动牵开器放置过深达气管水平而受损。右侧喉返神经起自颈根部 $C_7 \sim T_1$ 水平的迷走神经主干,绕过锁骨下动脉,然后沿颈总动脉向上向内侧进入气管食管间沟,在此上行到达环状软骨下缘,改成喉下神经分布于控制声带的喉内肌,该支神经损伤可造成一侧声带麻痹。CEA手术中喉下神经很少显露,可能因牵拉或电灼而受损。

喉上神经是迷走神经在第一颈椎下缘的一个分支,在颈内动脉内侧下行,在舌骨大角水平分成内、外支。外支细小,含躯体运动纤维伴甲状腺上动脉下行,支配环甲肌;内支为感觉支,伴喉上动脉穿甲状舌骨膜入喉腔,分布于咽、会厌、舌根及声门裂以上的喉黏膜,传导一般内脏感觉及味觉。喉上神经最容易受损的部位在甲状腺上动脉附近,对该动脉分支的分离需要小心,避免粗暴使用电凝。喉上神经损伤非常痛苦,会出现吞咽困难、同侧会厌和喉部的感觉丧失,容易产生误吸和频繁的干咳,尤其是夜间干咳更为多见。

2. **舌下神经损伤** 舌下神经负责整个舌的神经支配。舌下神经麻痹能产生轻度的发声障碍和舌向麻痹侧偏斜,随后可出现同侧舌肌萎缩,舌下神经降支通常在其下弯部离开主干,并沿颈静脉前内侧及颈内动脉前方走行。切断形成颈袢的颈支上方的舌下神经降支不产生任何临床综合征。舌下神经降支和颈神经分支一起支配颈深肌群的运动,作为一个外部标志,舌下神经通常位于枕动脉水平,并固定地在其上方有枕动脉分支交叉到胸锁乳突肌。偶尔,该神经与一根异常的静脉交叉,并且这支静脉紧紧附着于该神经。舌下神经可能会因直接的牵拉或在该神经邻近区域不正确使用电凝器而受到损害。如果不细致地分离显露,舌下神经也许会与覆盖在上面的静脉一起被结扎和分离。如果舌下神经被切断,应予以一期缝接。

3. **面神经损伤** 完全性面神经麻痹少见,仅发生于需要充分显露颈内动脉时。为了显露 C_2 及其以上水平的颈内动脉,有些医师将切口扩展至耳屏前方,向前上方反折腮腺浅叶,此时对面神经主干的牵拉可产生完全性面神经麻痹。可通过多种方法(如下颌半脱位法)获得颈内动脉的充分显露,以避免这种潜在的并发症。面神经受损最常见于下颌缘支,通常由沿下颌缘向前上方牵拉所致,可能导致口角偏斜,但这种情况通常是暂时的,常在 3 个月内消失。

4. **舌咽神经损伤** 舌咽神经通常远离 CEA 手术区

域,但可在颅底部显露颈动脉时受到损伤。舌咽神经在颅底经颈静脉孔出颅,并穿过颈内和颈外动脉之间正好在茎突咽肌下方靠近其茎突突起的附着点。舌咽神经有支配咽部黏膜的感觉支和支配吞咽时上提咽喉的运动纤维,损伤后可能造成吞咽困难,伴构音障碍和反流性吸入。

5. 脊髓部副神经损伤　该运动神经在 CEA 手术中很少受到损伤。副神经在出颈静脉孔后沿颈内静脉表面进入胸锁乳突肌,损伤常发生于进入颈后三角显露颈动脉时分离或牵拉误伤,或向上显露颈内动脉时电凝损伤。副神经损伤造成胸锁乳突肌和斜方肌的完全性麻痹,导致垂肩症状,如果该神经确认被切断,应尝试一期缝接。

(三) 术区血肿

大多数患者 CEA 手术前接受抗血小板治疗,并在术后继续行抗栓治疗,可能导致术区血肿,发生率为 1.4%~3.0%,与术中围手术期抗栓治疗、高血压、术中止血不充分、动脉缝合不严密有关。术后血肿多数较小,不产生任何临床症状,而大的血肿可导致疼痛、气管移位和气管受阻,需要急诊切开引流。因此,术后早期术区的严密观察非常重要,建议术后常规在床头备气管切开包,并反复复查颈部超声,一旦发现气道受到严重影响,应在床头即迅速将切口打开。

(四) 缝线或补片破裂及其他切口并发症

缝线或补片裂开较为少见,一旦出现将非常危急,脑卒中病死率达到 48%,一旦发生,应在床头即刻打开伤口,迅速阻断颈动脉,此时气道受压是常见的,急诊气管插管一般很难完成,需要急诊气管切开,如果发现缝线或补片裂开,应尽快完成修补。

在极少见的情况下,CEA 手术后可能发生延迟的假性动脉瘤,多见于补片血管成形术后,一般继发于补片材料的轻度感染和缝线部分裂开,通常表现为颈部搏动性肿块,并伴有短暂性脑缺血发作或脑卒中。对此应广泛显露术野,切除动脉瘤,去除原有的补片材料,重新进行动脉重建。

(五)脑出血和脑水肿

CEA 术后脑出血或脑水肿是危及生命的严重并发症,究其原因可能包括过度灌注和再灌注损伤,现有的技术很难将二者完全区分,甚至二者是否真的存在都一直在争议之中。

文献中报道,过度灌注综合征的发生率为 0.3%~1.0%,其病理生理学机制在于长期慢性缺血后脑血管自动调节能力的受损,病理改变包括从轻度脑水肿到斑点状出血,甚至严重的症状性颅内出血等,多在术后第 1 周内以同侧头痛为先兆,之后可能出现局限性运动性癫痫发作。相关的危险因素包括重度狭窄、缺乏良好侧支代偿、对侧的颈动脉闭塞、术前和术后高血压。治疗方面,应积极控制血压、镇静或行抗痫治疗,如果已经发生出血,应停用抗栓药物,并给予血小板或止血药物治疗,必要时可以考虑钻孔引流血肿。

而对于再灌注损伤,一般认为与同侧急性或亚急性脑梗死及围手术期抗栓治疗相关,术前进行磁共振弥散检查排除新鲜梗死对于防止该类并发症具有积极意义。

（六）心脏并发症

CEA 手术后心脏并发症包括心肌梗死、心律失常和心力衰竭，术前详细的心脏检查非常重要，术中应审慎地给予补液治疗和控制血压，做到既避免心肌缺血，又不能加重心脏负担。建议常规术后即刻复查全导联心电图和心肌酶谱检查，以期发现早期心肌缺血的征象，术后严密心电监护，并对输液量进行适当控制，从而最大限度地减少心脏并发症的发生。

十五、术后护理

（一）生命体征的观察

严密观察患者的意识、瞳孔、生命体征、血氧饱和度。给予持续低流量吸氧，维持血氧饱和度 > 95%。使用多功能监护仪持续心电监护，测血压隔 5~10 分钟一次，平稳后隔 15~30 分钟一次。术后 24~48 小时血压易波动，此时应参照患者术前的血压波动范围给予药物控制。使用微量泵持续泵入降压药物，根据 TCD 结果控制血压，或将血压控制在 110~130/60~80mmHg。如患者躁动，可适当给予镇静治疗，以免引起血压波动。

（二）抗血小板治疗的护理

术后常规服用抗血小板药物，如阿司匹林、氯吡格雷等，因此，应注意观察患者的伤口、牙龈、胃肠道有无出血征象。

（三）预防术后并发症的护理

1. **过度灌注综合征** 颈动脉高度狭窄的患者长期处于低灌注状态，术后血流突然恢复，可造成患者头痛、谵妄、抽搐，甚至脑出血。另外，还有学者发现过度灌注综合征患者，术后出现认知功能下降。有研究发现，CEA 后头痛是最常见的症状，多达 62%，但是大部分经过控制血压后，症状趋于好转。

2. 神经功能障碍　术后应密切观察患者的肢体活动情况，尤其是对侧肢体，有无偏瘫、失语、肢体活动障碍。如出现明显的神经功能障碍应立即行超声检查或血管造影，并根据检查结果做相应处理。

3. 心脏并发症　围手术期心肌梗死是 CEA 的一个主要的死亡原因。预防治疗主要以增强心肌的收缩力、降低心肌的氧需求为原则，如控制患者的高血压、寒战、疼痛等症状可降低心肌的氧需求，多巴胺及多巴酚丁胺能增强心肌收缩力。另外，低血压和心动过缓主要与术中颈动脉窦压力感受器受到刺激有关。一旦出现低血压，首先应以补充液体为主。

4. 伤口血肿　NASCET 研究发现，术后伤口血肿是术后患者发生脑卒中和死亡的危险因素，因此术后伤口血肿需要引起注意。术后护理人员应严密观察颈部伤口，注意伤口敷料有无渗血。观察引流液的颜色、引流量。嘱患者勿用力咳嗽、打喷嚏，保持情绪稳定，以免增加颈部压力引起出血。术区用 1~2kg 的沙袋加压 24 小时，注意观察伤口局部有无肿胀，或原有肿胀是否增大，血肿增大时及时报告医师。因血肿增大向前可压迫气管导致呼吸困难或窒息，也可压迫颈动脉窦，反射性地使心率减慢，甚至心搏骤停。因此，行 CEA 的患者床旁应常规摆放气管切开包备用。

5. **神经损伤** 大多数脑神经损伤可无明显症状。如术后语言、吞咽和呼吸障碍,常被误认为是气管插管麻醉后所致。此时,护理人员应注意鉴别究竟是神经损伤的结果还是由气管插管刺激所致。术后完全的神经损伤宜在2~3周探查,轻微损伤一般不需要特殊处理。

(四)健康教育

接受CEA的患者一般多为老年患者,多数患者合并高血压、糖尿病、冠心病等病史,应根据每位患者的病情有重点、有计划地做好健康教育,应告知患者戒除烟酒等不良嗜好,安排健康合理的饮食,让每位患者了解自身的血压、血糖范围以及降压药、降糖药的名称、用量、使用时间、方法等,合理安排作息时间,劳逸结合,增强患者的自信心,以达到早日康复的目的。

十六、复查与随访

一般建议术后7天内、30天、3个月、6个月和12个月各复查一次,包括神经系统及功能状况评估、血管超声或造影复查、血液生物化学检查等,如果复查均正常,仍建议患者每年复查一次,以确保长期疗效。

(王 涛 焦力群 张 东)

参 考 文 献

[1] WANG Y J, LI Z X, GU H Q, et al. China Stroke Statistics 2019: A Report From the National Center for Healthcare Quality Management in Neurological Diseases, China National Clinical Research Center for Neurological Diseases, the Chinese Stroke Association, National Center for Chronic and Non-communicable Disease Control and Prevention,

Chinese Center for Disease Control and Prevention and Institute for Global Neuroscience and Stroke Collaborations [J]. Stroke Vasc Neurol. 2020, 5 (3): 211-239.

[2] GOLDSTEIN L B, ADAMS R, BECKER K, et al. Primary Prevention of Ischemic Stroke: A Statement for Healthcare Professionals from the Stroke Council of the American Heart Association [J]. Stroke, 2001, 32 (1): 280-299.

[3] FURIE K L, KASNERS E, ADAMS R J, et al. Guidelines for the Prevention of Stroke in Patients with Stroke or Transient Ischemic Attack: A Guideline for Healthcare Professionals from the American Heart Association/American Stroke Association [J]. Stroke, 2011, 42 (1): 227-276.

[4] CHENG M A, THEARD M A, TEMPELHOFF R. Anesthesia for carotid endarterectomy: a survey [J]. J Neuro Surg Anesthesiol, 1997, 9 (3): 211-216.

[5] COLLIER P E, FRIEND S Z, GENTILE C, et al. Carotid endarterectomy clinical pathway: an innovative approach [J]. Am J Med Qual, 1995, 10 (1): 38-47.

[6] WELLMAN B J, LOFTUS C M, KRESOWIK T F, et al. The differences in electroencephaloqraphic change in local versus general anesthesia carotid endarterectomy patients [J]. Neurosurg, 1998, 43 (4): 769-775.

[7] GELB A W. Anesthetic considerations for carotid endarterectomy [J]. Int Anesth Clin, 1984, 22 (3): 153-164.

[8] MOORE W S, HALL A D. Carotid artery back pressure: A test of cerebral tolerance to temporary clip occlusion [J]. Arch Surg, 1969, 99 (6): 702-710.

[9] HAYS R J, LEVINSON S A, WYLIE E J. Intraoperative measurement of carotid back pressure as a guide to operative management for carotid endarterectomy [J]. Surgery, 1972, 72 (6): 953-960.

[10] HOBSON R W, WRIGHT C B, SUBLETT J W, et al. Carotid artery back pressure and endarterectomy under regional anesthesia [J]. Arch Surg, 1974, 109 (5): 682-687.

[11] ARCHIE J P, FELDTMAN R W. Determinants of cerebral perfusion pressure during carotid endarterectomy [J]. Arch Surg, 1982, 117 (3):

319-322.

[12] BOYSEN G. Cerebral blood flow measurement as a safeguard during carotid endarterectomy [J]. Stroke, 1971, 2 (1): 1-10.

[13] ROWED D W, VILAGHY M I. Intraoperative regional cerebral blood flow during carotid endarterectomy [J]. Can J Neurol Sci, 1981, 8 (3): 235-241.

[14] SUNDT T M. The ischemic tolerance of neural tissue and the need for monitoring and selective shunting during carotid endarterectomy [J]. Stroke, 1983, 14 (1): 93-98.

[15] SPENCER M P. Transcranial Doppler monitoring and cause of stroke from carotid endarterectomy [J]. Stroke, 1997, 28 (4): 685-691.

[16] GEE W, MCDONALD K M, KAUPP H A. Carotid endarterectomy shunting: effectiveness determined by operative ocular pneumoplethysmography [J]. Arch Surg, 1979, 114 (6): 720-721.

[17] PEARCE H J, LOWELL J, TUBB D W, et al. Continuous oculoplethysmographic monitorin during carotid endarterectomy [J]. Am J Surg, 1979, 138 (5): 733-735.

[18] PEARCE H J, BECCHETTI J J, BROWN H J. Supraorbital photoplethys-mographic monitoring during carotid endarterectomy with the use of an internal shunt: an added dimension of safety [J]. Surgery, 1980, 87 (3): 339-342.

[19] PEREZ-BORJA C, MEYER J S. Electroencephalographic monitoring during reconstructive surgery of the neck vessels [J]. Electroenceph Clin Neurophysiol, 1965, 18: 162-169.

[20] RAMPIL I J, HOLZER J A, QUEST D O, et al. Prognostic value of computerized EEG analysis during carotid endarterectomy [J]. AnesthAnalg, 1983, 62 (2): 186-192.

[21] RAMPIL I J, CORRELL J W, ROSENBAUM S H, et al. Computerized electroencephalogram monit-oring and carotid artery shunting [J]. Neurosurgery, 1983, 13 (3): 276-279.

[22] TIBERIO G, FLORIANI M, GIULINI S M, et al. Monitoring of somatosensory evoked potentials during carotid endarterectomy: relationship with different haemodynamic parameters and clinical outcome [J]. Eur J Vac Surg, 1991, 5 (6): 647-653.

[23] KEARSE L, BROWN E, MCPECK K. Somatosensory evoked potentials sensitivity to electroencephalography for cerebral ischemic suring carotid endarterectomy [J]. Stroke, 1992, 23 (4): 498-505.

[24] GAUTIER P E, BAELE P L, GUERIT J M, et al. Changes in somatosensory evoked reponses during carotid endarterectomy related to head position [J]. Anesth Analg, 1991, 73 (5): 649-652.

[25] KIRKPATRICK P J, SMIELEWSKI P, WHITFIELD P C, et al. An observational study of near-infraed spectroscopy during carotid endarterectomy [J]. J Neurosurg, 1995, 82 (5): 756-763.

[26] KURODA S, HOUKIN K, ABE H, et al. Near-infrared monitoring of cerebral oxygenation state during carotid endarterectomy [J]. Surg Neurol, 1996, 45 (5): 450-458.

[27] ERNST C B. Exposure of inaccessible arteries. Part h Carotid and ann exposure [J]. Surg Rounds, 1985, 8 (1): 21-29.

[28] PERDUE G E, PELLEGRINI R V, ARENA S. Aneurysms of the high carotid artery: A new approach [J]. Surgery, 1981, 89 (2): 268-270.

[29] FISCH U P, OLDRING D J, SENNING A. Surgical therapy of intern-al carotid artery lesions of the skull base and temporal bone [J]. Otolaryngol Head Neck Surg, 1980, 88 (5): 548-554.

[30] FISHER D F, CLAGETT G P, PARKER J I, et al. Mandibular subluxation for high carotid exposure [J]. J VascSurg, 1984, 1 (6): 727-733.

[31] SHAHA A, PHILLIPS T, SCALEA T, et al. Exposure of the internal carotid artery near the skull base: The posterolateral anatomic approach [J]. J VascSurg, 1988, 8 (5): 618-622.

[32] WADE J G, LARSON C P, HICKEY R F, et al. Effect of carotid endarterectomy on carotid chemoreceptor and baroreceptor function in man [J]. N Engl J Med, 1970, 282 (15): 823-829.

[33] SPETZLER R F, MARTIN N, HADLEY M N, et al. Microsurgical endarterectomy under barbiturate protection: a prospective study [J]. J Neurosurg, 1986, 65 (1): 63-73.

[34] STEIGER H J, SCHÄFFLER L, BOLL J, et al. Resultsof microsurgical carotid endarterectomy. A prospective study with transcranial Doppler and EEG monitoring, and elective shunting [J]. Acta Neurochir, 1989, 100 (1/2): 31-38.

[35] SHEFFET A J, ROUBIN G, HOWARD G, et al. Design of the Carotid

Revasculari-zation Endarterectomy vs. Stenting Trial (CREST)[J]. Int J Stroke, 2010, 5 (1): 40-46.

［36］ HARTHUN N L, BAGLIONI AJ Jr, KONGABLE G L, et al. Carotid endarterectomy: update on the gold standard treatment for carotid stenosis [J]. Am Surg, 2005, 71 (8): 647-651.

［37］ MCPHEE J T, HILL J S, CIOCCA R G, et al. Carotid endarterectomy was performed with lower stroke and death rates than carotid artery stenting in the United States in 2003 and 2004 [J]. J Vasc Surg, 2007, 46 (6): 1112-1118.

［38］ NAYLOR A R. Is surgery still generally the first choice intervention in patients with carotid artery disease？ [J]. Surgeon, 2008, 6 (1): 6-12.

［39］ RINGLEB P A, CHATELLIER G, HACKE W, et al. Safety of endovascular treatment of carotid artery stenosis compared with surgical treatment: a meta-analysis [J]. J Vasc Surg, 2008, 47 (2): 350-355.

［40］ BREMNER A K, KATZ S G. Are octogenarians at high risk for carotid endarterectomy？[J]. J Am Coll Surg, 2008, 207 (4): 549-553.

［41］ 陈竺. 全国第三次死因回顾性抽样调查报告 [M]. 北京：中国协和医科大学出版社, 2008: 10-17.

［42］ CHRISTOPHER M L. 颈动脉内膜切除术——原理和技术 [M]// 王涛, 翟宝进, 译. 2 版. 北京：人民军医出版社, 2009: 1-64.

［43］ 刘春风. 重视缺血性卒中的一级预防, 降低缺血性卒中的发病率——美国缺血性卒中一级预防指南解读 [J]. 国际脑血管病杂志, 2006, 14 (8): 561-564.

［44］ 王陇德. 脑卒中防控的策略与实践 (一)[J]. 中老年保健, 2012, 2: 8-10.

［45］ 王涛. 积极稳妥地开展颈动脉内膜切除术, 预防缺血性脑血管病 [J]. 中国卒中杂志, 2013, 8 (1): 9-13.

［46］ 王涛. 颈动脉内膜切除术的历史、现状、问题与展望 [J]. 中华脑血管病杂志：电子版, 2020, 14 (1): 50-54.

［47］ KAMENSKAYA O V, LOGINOVA I Y, LOMIVOROTOV V V. Brain Oxygen Supply Parameters in the Risk Assessment of Cerebral Complications During Carotid Endarterectomy [J]. J Cardiothorac Vasc Anesth, 2017, 31 (3): 944-949.

［48］ RADAK D, SOTIROVIC V, OBRADOVIC M, et al. Practical Use of Near-Infrared Spectroscopy in Carotid Surgery [J]. Angiology, 2014, 65 (9): 769-772.

第三章

颅内外血管重建术

第一节　颞浅动脉 - 大脑中动脉血管搭桥术

一、概述

　　颅外 - 颅内血管搭桥术(extracranial-intracranial bypass surgery, EC-IC) 始于 20 世纪 60 年代, 其标志性事件为 Yasargil 与 Donaghy 教授首先应用颞浅动脉 - 大脑中动脉血管搭桥术(superficial temporal artery-middle cerebral artery bypass surgery, STA-MCA bypass surgery) 治疗 1 例大脑中动脉闭塞患者获得成功。此后, 该种手术方式曾经风靡一时, 直到近 20 年后的 1985 年,《新英格兰医学杂志》发表了《国际颅内外血管吻合手术协作组报告》, 该项报告基于国际多中心随机对照临床试验得出结论, 颅外 - 颅内血管搭桥术并不能降低颈动脉或大脑中动脉闭塞患者的脑卒中发生率。一时间, 颅外 - 颅内血管搭桥术戛然而止, 陷入近乎停顿的状态。然而, 近年来, 不断有学者指出当年的临床试验存在这样或那样的问题, 仍有部分慢性缺血性脑血管病患者有可能从颅

外 - 颅内血管搭桥术中获益。自 2000 年起,美国与日本已经先后开始新的临床试验重新评价颅外 - 颅内血管搭桥术治疗慢性闭塞性脑血管疾病的疗效,目前尚未报告最终结果。

上述颅外 - 颅内血管搭桥术的兴衰史正是反映了人们对颈动脉或大脑中动脉闭塞患者发生缺血性脑卒中的病理生理机制的逐步认识过程。目前的研究认为,这类患者发生脑卒中的病理生理过程主要分两类:一类为脑的细小供血动脉狭窄,血栓形成和栓塞造成局部脑缺血,因其为终末血管,侧支循环差,短暂缺血即可造成脑梗死,无外科治疗意义。另一类为较大的脑供血血管严重狭窄或闭塞,由于脑血管自主调节功能的存在,闭塞血管以远的脑血管代偿性扩张,以保证局部脑组织的供血稳定,满足维持脑的功能和代谢正常活动所需的最低供血要求。此时,如果发生血压波动、血二氧化碳分压变化,其影响将会超过脑血管自主调节的极限,造成局部脑血流量减少,导致神经功能障碍,严重脑缺血未能及时纠正还会造成脑梗死。这种血流动力学因素造成的脑缺血只占全部脑缺血的 10% 左右,但却有肯定的外科治疗意义。

近年来,神经影像技术的逐渐进步,已经使筛选出上述血流动力学性脑缺血患者成为可能。目前,^{18}O 正电子发射断层成像(PET)、氙气增强型 CT(XeCT)、CT灌注成像(CTP)、磁共振灌注成像(MRP)等均已经可以从定量及半定量的角度评价脑血流的灌注情况。同时,采用负荷试验(stress test),通过进一步降低局部脑组织的 pH,增加二氧化碳分压,了解局部脑组织的灌注情况在应激状况下的储备能力(reserve capacity),则能更好地评价此类慢性缺血性脑血管疾病患者日后发生脑卒中的风险,为外科治疗提供相应的依据。

EC-IC 血管重建术经历了一次次被重新认知的过程,新的临床试验正不断涌现出令人振奋的结果,经过改良的颅内外血管重建技术日益出现。随着神经外科相关基础研究及临床工作的不断深入,尤其是现代显微外科技术在神经外科的广泛应用,颅内外血管重建技术将受到越来越多的重视,必将给广大缺血性脑卒中患者带来福音。

二、适应证

1. 颈内动脉闭塞。

2. 大脑中动脉重度狭窄且不适合支架治疗。

3. 大脑中动脉 M1 段闭塞。

4. 磁共振灌注成像或 SPECT、PET 证明脑组织处于失代偿期。

5. MRI 示有缺血且存活的脑组织(半暗带)。

6. DSA 或 MRA 示远端分支可显影。

7. 梗死 2 周后肌力 2~3 级。

三、禁忌证

1. 有明确血栓栓塞原因所致的颈动脉或大脑中动脉闭塞,如心房颤动、感染性心内膜炎等。

2. 颈动脉或大脑中动脉闭塞已导致大面积脑梗死

患者(MRI 示 ≥ 1/2 大脑中动脉供血区)。

3. 相应血管受累区域新鲜脑梗死 3 周以内者。

4. 正接受抗凝治疗凝血功能异常者。

5. DSA 或 MRA 示远端分支无显影。

6. 肌力 0 级持续 2 周以上未见好转。

7. 存在严重的心、肺及全身系统疾病,不能耐受全身麻醉手术者。

四、手术时机

由于血管搭桥术可能加重脑水肿或诱发脑出血,故在脑卒中急性期一般不主张手术。对间歇性缺血发作者在无症状期进行手术;对完全性脑卒中者应在发病 7 周后,病情稳定时再考虑手术。

五、术前准备

1. 控制缺血性脑卒中的危险因素,如戒烟,控制血压、血脂。

2. 口服单一抗血小板药物,如阿司匹林(100mg/d)或氯吡格雷(75mg/d)至少 1 周,不减药且不停药。

3. 凡伴有心、肺等重要脏器疾病者,应请相关专科会诊,确定能否承受手术,并做相应处理。控制可能存在的高血压及糖尿病。

4. 术前在手术侧通过触诊或 B 超定位颞浅动脉走行并标记。手术常选择颞浅动脉顶支。

5. 做好术中监测(经颅多普勒、脑电图、术中造影等)的准备。

6. 对于年轻或者无动脉粥样硬化危险因素的患者，应常规行血免疫学检查，排除血管炎的可能。

六、手术要点

1. 在显微镜下仔细游离颞浅动脉后，以颞浅动脉及其分支作为翼点入路手术中的解剖标志，切开筋膜间隙，可达到保护面神经颞支及其分支，达到提高手术效率、减少并发症的目的。

2. 游离并切开颞肌向后翻开，在颞上线下形成一小骨窗，骨窗中心近似位于外耳道上方垂直于颧弓 6cm，骨窗直径 3cm。

3. 沿脑膜中动脉主干及分支两侧剪开硬脑膜，并注意保护脑膜中动脉。

4. 在显微镜下仔细分离大脑外侧裂处的 M3~M4 段大脑中动脉，根据患者术前表现及影像学显示的脑缺血部位选择搭桥血管，最佳直径在 1.5mm 以上，且直径不应小于 0.8mm。

5. 用临时阻断夹阻断后，切开并用肝素盐水反复冲洗，对颞浅动脉及大脑中动脉进行端侧吻合，先于头端及尾端各吻合一针，再吻合侧方。每个吻合口用 0.02mm 细线吻合 10~15 针。

6. 单支吻合主要目的在于确保吻合后的血流压力，双支吻合则在于确保吻合后的血流范围，半球优势侧以双支吻合为佳，非优势侧以单支吻合为佳。

7. 松开阻断夹，并行吲哚菁绿（ICG）造影或术中血管超声确定吻合口通畅。

8. 缝合硬脑膜和回纳骨瓣时,留足够的空间便于STA 通过。

9. 整个手术过程处于气管插管全身麻醉状态。麻醉过程中尽量保持患者血压和血二氧化碳分压正常,避免低血压、过度换气及二氧化碳潴留。

七、术后处理

1. **术后监护**　手术结束后患者应随即苏醒,注意检查神经系统情况和术侧颞浅动脉的搏动。如果术前正常者苏醒后出现神经功能缺陷,应立即做超声检查或血管造影,证实有技术操作不当或动脉闭塞者,应重新手术探查。所有患者术后均在麻醉恢复室观察 1~3 小时,然后转入 ICU。无论在恢复室还是在 ICU,除观察神经系统情况外,还要监测生命体征,及时发现处理可能出现的血压、心率和心律异常,尤其注意控制高血压。翌日复查头颅 CT,检查是否有慢性出血。

2. **术后检查**　术后 1 周内行 DSA 造影及 CTA 检查,明确吻合口的通畅性及侧支循环的变化,MR 灌注或CT 灌注等脑血流评价,与术前对比了解术后脑血流灌注的变化情况。术后如无异常,第 7 天拆线出院。

3. **抗血小板凝集**　术后继续口服阿司匹林每次100mg,每日 1 次,或氯吡格雷每次 75mg,每日 1 次,不减量且不停药。

4. **控制高血压**　围手术期控制高血压是为了防止术后发生颅内出血及过度灌注综合征,血压不宜控制过低。

5. 控制高血脂和糖尿病　尽管血脂异常与脑卒中的流行病学关系不如其与冠心病间的关系那样较易确定，但多数学者认为，脑梗死与总胆固醇、低密度脂蛋白（LDL）和甘油三酯成正相关，与高密度脂蛋白（HDL）成负相关，主张对缺血性脑卒中患者应控制高血脂，而且将他汀类药物作为防止粥样硬化性心脏病和脑血管病发生意外的一线药物。糖尿病是缺血性脑卒中的危险因素，但糖尿病患者能否经强化治疗而降低大血管事件的发生率，目前尚不清楚。

八、术后并发症及处理

颅外-颅内血管搭桥术并发症的发生率为0~7.7%。术后并发症包括硬膜下血肿、术中受体血管夹闭时间过长导致的术后脑缺血和切口感染等，局灶性癫痫也有报告，而搭桥血管闭塞罕见。手术本身导致的死亡率极低，死亡原因多为术后出血性脑卒中或心脏病等。

1. 吻合口及脑内出血　患者常在术后24小时内出现头痛、呕吐，伴有偏瘫等其他神经系统定位体征，严重者意识水平逐渐下降并陷入昏迷，头颅CT表现为术区的颅内血肿，必要时行血肿清除术。

2. 过度灌注综合征　多发生于术前脑缺血严重者。术后24~48小时即出现较严重的头痛、烦躁、精神症状，也可出现神经系统定位体征；CT表现为手术侧脑水肿，严重者可出现颅内出血，常位于术前脑梗死的部位。过度灌注综合征一旦出现，需严格控制患者的血压及入量，脑水肿严重者可给予适当脱水治疗，出现过度灌注脑出血患者必要时需行开颅血肿清除手术。

3. 伤口愈合不良 由于头皮颞浅动脉血供作为供体与颅内血管吻合,加之血管分离及开颅时对切缘的止血,头皮切口血供相对减少,头皮切口可能出现延迟愈合甚至不愈合的情况。

4. 缺血并发症 麻醉、术中血管阻断时间过长、搭桥血管血栓闭塞、术后低血压等均可造成术后脑缺血症状,需注意预防与对症治疗。

九、颞浅动脉 - 大脑中动脉搭桥术典型病例

典型病例 1 非优势侧大脑中动脉起始部闭塞

患者女性,52 岁。主因"反复发作右侧肢体无力"入院。体格检查:左利手,右侧鼻唇沟张,右侧肢体3 级。入院诊断:左侧大脑中动脉起始部闭塞(图 3-1、图 3-2)。行左侧颞浅动脉 - 大脑中动脉(STA-MCA)单支搭桥术(图 3-3)。

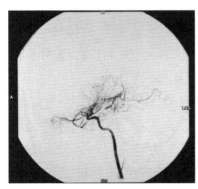
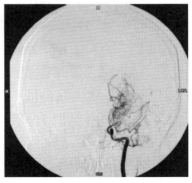

图 3-1 术前 DSA 示左侧大脑中动脉起始部闭塞

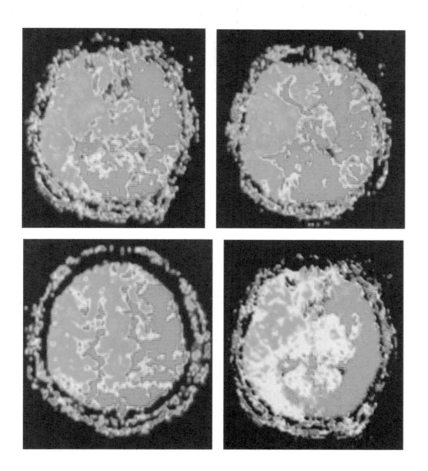

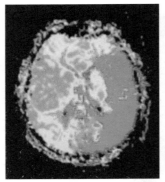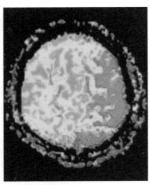

图 3-2 MR 灌注示左侧大脑半球缺血

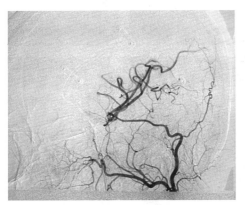

图 3-3 左侧颞浅动脉 - 大脑中动脉（STA-MCA）
单支搭桥术后，吻合通畅

典型病例 2 优势侧颈内动脉起始部闭塞

患者女性，64 岁。主因"言语不清、右侧肢体无力进行性加重"入院。患者为右利手，MRI 示左侧颞顶枕叶及脑室旁区域急性梗死，CTA 示右侧颈内动脉起始部闭塞（图 3-4、图 3-5）。行颞浅动脉 - 大脑中动脉（STA-MCA）双支血管搭桥术（图 3-4~ 图 3-7）。

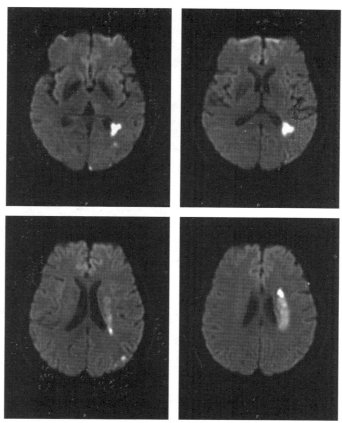

图 3-4 术前 MRI 提示左侧颞顶枕叶及脑室旁区域急性梗死

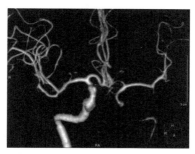

图 3-5 术前 CTA 提示左侧颈内动脉起始部闭塞

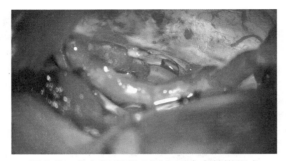

图 3-6 术中行 STA-MCA 双支血管搭桥术

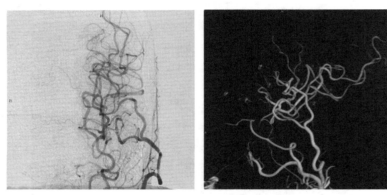

图 3-7 术后 DSA 示双支血管搭桥通畅,供血满意

(佟小光 尚彦国 王 轩 高恺明)

参 考 文 献

[1] PEÑA-TAPIA P G, KEMMLING A, CZABANKA M, et al. Identification of the optimal cortical target point for extracranial-intracranial bypass surgery in patients with hemodynamic cerebrovascular insufficiency [J]. J Neurosurg, 2008, 108 (4): 655-661.

［2］MCCORMICK P W, TOMECEK F J, MCKINNEY J, et al. Disabling cerebral transient ischemic attacks [J]. J Neurosurg, 1991, 75 (6): 891-901.

第二节 后循环颅内外血管重建术

椎-基底动脉供血不足可导致短暂性脑缺血发作或脑卒中,临床主要表现为严重头晕,发作性或持续性面部或偏侧肢体麻木、无力,严重者可出现吞咽困难、构音障碍,甚至意识不清。造成缺血的原因有多种,其中动脉粥样硬化引起的椎动脉或基底动脉狭窄或闭塞为常见原因。传统的治疗原则,对于椎动脉颅外段、颅内段及基底动脉中至重度狭窄采用以药物治疗为主、支架置入血管成形术为辅的联合治疗方案;对于双侧椎动脉闭塞或基底动脉闭塞的患者则仅采用药物治疗。随着术前评估手段的发展及外科技术的进步,目前国际上神经外科学界开始采用后循环血管重建术治疗双侧椎动脉闭塞或基底动脉闭塞患者。后循环血管重建术逐渐发展成为一种重要的新的治疗手段。

一、病例选择及术前评价

病例选择的原则:①临床表现为严重头晕,日常活动受限,一侧肢体麻木无力,视物不清,吞咽困难,构音障碍等,经药物治疗症状仍然反复出现或交替出现,甚至持续不能缓解且呈渐进性加重趋势者。②脑血管造影检查显示双侧椎动脉闭塞或基底动脉闭塞,CTA或

MRA可显示闭塞部位以远的部分血管。③MRI显示小脑、脑干、间脑及颞枕叶多发梗死,MR或CT灌注成像相应部位血流灌注延迟。④全身营养和代谢情况,以及心肺功能检查无手术禁忌证。对于脑血管闭塞患者而言,术前评价脑血流的储备情况对是否施行血管重建术至关重要。目前普遍认为,PET/CT检测脑组织摄氧分数可反映脑血流的储备情况,但因其价格昂贵,目前应用较少;也可静脉注射乙酰唑胺行CT灌注成像,但由于小脑脑干周围颅骨较多,易出现伪影。MR灌注成像(体内有金属物者则行CT灌注成像)结果显示椎-基底动脉闭塞者有明显的血流灌注延迟,为血管重建术适应证。

二、手术方式的选择

后循环血管重建术系指将颈外动脉及其分支或颈内动脉及其分支直接或间接与椎-基底动脉及其分支进行吻合缝合,以期实现由颈动脉系统向椎-基底动脉系统供血的手术方式。其中,临床较为常用的术式为枕动脉-小脑后下动脉和颞浅动脉-小脑上动脉吻合术,其他术式包括枕动脉-小脑前下动脉吻合术、枕动脉-大脑后动脉吻合术、颞浅动脉-大脑后动脉吻合术、大脑中动脉-大脑后动脉吻合术、脑膜中动脉-大脑后动脉吻合术和颈外动脉-大脑后动脉吻合术等。后循环血管重建术的术式选择需考虑以下因素:椎-基底动脉闭塞部位、预计所需提供的血流量大小、受体血管形态及该术式的难易程度。

常见的椎 - 基底动脉闭塞情况有 4 种，即双侧椎动脉起始部（段）闭塞、双侧椎动脉颅内段近端闭塞、双侧椎动脉颅内段远端（包括基底动脉下段）闭塞、基底动脉中段闭塞。对于双侧椎动脉起始部（段）闭塞的患者，可选择颅外段颈动脉与颅外段椎动脉之间的血管吻合术，也可行枕动脉 - 小脑后下动脉吻合术；而双侧椎动脉颅内段近端闭塞者，以枕动脉 - 小脑后下动脉吻合术为宜，若枕动脉形态欠佳，可行颞浅动脉 - 小脑上动脉或大脑后动脉吻合术；对于双侧椎动脉颅内段远端（包括基底动脉下段）闭塞的患者，应选择枕动脉 - 小脑前下动脉吻合术，但该术式位置较深，操作困难，故多选用颞浅动脉 - 小脑上动脉或大脑后动脉吻合术；对于基底动脉中段闭塞的患者，则宜选择颞浅动脉 - 小脑上动脉或大脑后动脉吻合术。简言之，上述这些术式可统分为上部（头侧）吻合术和下部（尾侧）吻合术，上部吻合术以小脑上动脉或大脑后动脉为受体血管，下部吻合术则以小脑后下动脉或颅外段椎动脉为受体血管。

血管闭塞部位不同对血流量的需求亦不尽相同：双侧椎动脉起始部（段）闭塞或颅内段近端闭塞的患者，后循环处于完全缺血状态，因此对血流量的需求亦较大；而基底动脉下段或上段闭塞者，仅闭塞血管以远组织缺血，故对血流量需求较小。受体血管的选择也会影响血流量：在所有受体血管中，颅外段椎动脉直径最大，不影响血流量；大脑后动脉的吻合部位一般在 P2A 段，其平均直径约为 2.13mm，小脑上动脉的吻合部位若选择在中脑脑桥前段位于动眼神经和小脑幕切迹之间的部位，则其平均直径约为 1.67mm，二者均可通过吻合术提供中等程度血流量；小脑上动脉吻合部位若选择在中脑脑桥外侧段的头、尾支干，其平均直径约为 1.25mm 和 1.15mm，通过吻合术提供的血流量相对少一些；小脑后下动脉的吻合部位常在其尾祥，该部位平均直径约为 1.68mm，血流通过较流畅，而小脑前下动脉的吻合部位为小脑皮质段，平均直径约 1.07mm，通过的血流量较小。作为常用供血动脉，颞浅动脉和枕动脉的直径变异较大，对于直径 > 1.20mm 的血管可作为吻合血管，直接完成血管吻合术，而对血管直径 < 1.20mm 者则需移植桡动脉或大隐静脉作为搭桥血管来完成血管吻合术。

由于动脉粥样硬化对血管壁的病理作用，导致椎 - 基底动脉闭塞患者后循环各分支动脉形态不良，因此制订手术方案时应选择形态基本正常的动脉血管作为受体血管。椎 - 基底动脉闭塞的患者，在锁骨下动脉和 / 或椎动脉造影过程中往往无法观察到闭塞血管以远的动脉，如果后交通动脉良好可于颈动脉造影时观察到椎 - 基底动脉闭塞以远的动脉血管，但显影较浅淡。因此，术前准备除行 DSA 检查外，还应行 CTA 检查。椎 - 基底动脉闭塞以远的动脉血管主要通过或好或差的侧支循环代偿血流，因此 CTA 显影优于 DSA。CTA 观察时，粥样硬化严重的动脉血管主要表现为血管壁不规则、不光滑，手术中可见其外观呈白色，血管壁硬化、变脆，切开后可见内膜增厚和大量粥样斑块存在，致使无法缝合。因此，应选择硬化程度较轻的部位作为吻合部位,或选择其他血管作为受体血管。

整体而言,后循环血管重建手术比前循环难度大得多。而后循环血管重建手术方式的不同,其难易程度亦不尽相同,应选择相对容易的术式。颅外段颈动脉和颅外段椎动脉之间的吻合术相对容易,因为不需要开颅、血管较粗、术区也较浅;枕动脉-小脑后下动脉或小脑前下动脉吻合术难度相对大一些,由于该部位位置较深,操作困难,而且周围有较多后组脑神经分支穿行,需注意保护;经颞下入路行颞浅动脉-小脑上动脉或大脑后动脉吻合术也比较困难,因为有 Labbe 静脉和其他颞底静脉走行于该术式路径中,需注意保护,而且术中需显露小脑上动脉外侧段并切开小脑幕切迹,易损伤滑车神经,当显露大脑后动脉时需向上过多牵拉颞叶,易造成或加重脑挫伤。有研究证实,经颞前入路显露大脑后动脉 P2A 段和小脑上动脉前段,对颞叶的牵拉损伤程度较轻,显露更清楚。需行颞浅动脉-小脑上动脉或大脑后动脉吻合术的患者,不采用经颞下入路,而改为经颞前入路手术可更好地显露小脑上动脉和大脑后动脉,而且对脑叶牵拉程度轻微;小脑上动脉的吻合部位不使用外侧段的头、尾支干,而使用前段动眼神经与小脑幕切迹之间的部分。

三、手术疗效评价

1976 年,Ausman 首次完成枕动脉-小脑后下动脉吻合术,在其后的 10 余年又开展了枕动脉-小脑前下动脉吻合术、颞浅动脉-小脑上动脉吻合术等,后来各国医师也都逐渐开展了后循环血管吻合手术,并改进和完善了各种术式和操作细节。尽管如此,临床仍较少应用后循环血管重建术治疗后循环血管闭塞性疾病,因此至今仍无大型随机对照临床试验证实其疗效,目前仅有一些手术后患者症状与体征改善程度的经验性结论。在以往报道的病例中,血管吻合术后的血流通畅率约为95%,大多数患者术后症状能够得到明显改善,使短暂性脑缺血发作和缺血性脑卒中发生率有所下降。佟小光等报道9例患者,术中荧光血管造影均显示吻合口形态良好、血流通畅;术后第7天复查DSA或CTA,8例患者吻合血管形态良好、血流通畅,1例吻合血管未显影;8例复查MR或CT灌注成像,其中7例血流灌注明显改善。术后第7天时,2例严重头晕患者症状完全消失,可以下床活动;5例患者构音障碍减轻、吞咽功能好转;仅有1例患者于术后15天因心肺功能衰竭而死亡,其余8例随访期间未再出现缺血症状,其中4例基本恢复正常生活,患者术后吻合血管通畅率高,脑血流灌注显著改善,临床症状与体征改善明显,总体治疗效果良好。

四、术后并发症

由于后循环血管重建术时间较长,手术操作邻近脑干,而大多数患者全身情况欠佳,因此导致后循环吻合术相比前循环手术更易出现并发症。最常见的并发症为支气管肺炎,此与手术时间长、患者吞咽困难和呛咳有关。症状较轻者,经加强护理和抗生素治疗即可平稳度过围手术期;症状严重的患者需行气管切开插管术,纤维支气管镜吸痰,必要时需呼吸机辅助呼吸。佟小光等报道9例患者中5例发生支气管肺炎,3例症状轻微者经药物治疗病情好转,2例严重者行气管切开术并呼吸机辅助呼吸。另一常见并发症为上消化道出血,可能与手术邻近脑干及围手术期服用阿司匹林有关。佟小光等报道9例患者中有2例发生上消化道出血,经奥美拉唑治疗后好转。由于手术时间较长,颅内感染风险明显增加,同一组报道的9例患者中有2例患者脑脊液检查提示颅内感染,经对症治疗后病情好转,但多次脑脊液细菌培养均未见细菌生长。

总之,双侧椎动脉闭塞或基底动脉闭塞患者的临床症状比较严重,手术风险较大,手术指征的掌握、手术方式的选择及术后评估尚无统一标准,针对不同部位的闭塞,选择相应的后循环血管重建手术方式,术后观察随访近期效果良好,但后循环血管重建术治疗椎-基底动脉闭塞的远期效果仍有待大样本随机对照临床试验研究结果加以证实。

五、典型病例

典型病例1 枕动脉-小脑后下动脉(OA-PICA)搭桥典型病例

患者男性,62岁。主因"头晕,言语不清,右侧肢体无力,行走不稳"入院。MRI示右侧桥臂急性梗死,头颈CTA发现双侧椎动脉起始部闭塞(图3-8~图3-9)。行左侧OA-PICA血管吻合术(图3-10)。术后DSA示OA-PICA搭桥通畅(图3-11)。

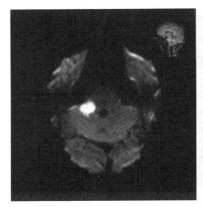
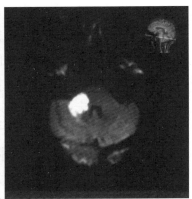
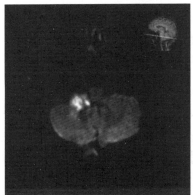

图 3-8 MRI 示右侧桥臂急性梗死

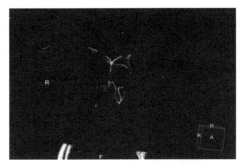

图 3-9 术前头颈 CTA 示双侧椎动脉起始部闭塞

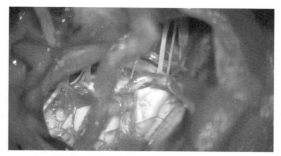

图 3-10 行左侧 OA-PICA 血管吻合术

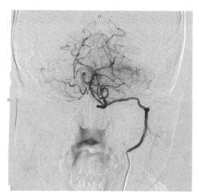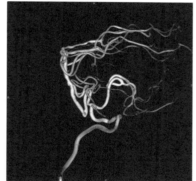

图 3-11 术后 DSA 示 OA-PICA 搭桥通畅,搭桥血流通过
PICA 充盈整个后循环上部供血区

典型病例 2 颞浅动脉 - 大脑后动脉(STA-PCA)
搭桥典型病例

患者男性,52 岁。主因"复视,头晕,右肢无力,言语
不清"入院。DSA 提示基底动脉近端与左侧椎动脉交界
处重度狭窄(图 3-12),头颅 MR 灌注提示后循环低灌注
(图 3-13)。行右侧 STA-PCA 血管吻合术(图 3-14),术后
行 DSA 复查示 STA-PCA 搭桥通畅,供血满意(图 3-15)。

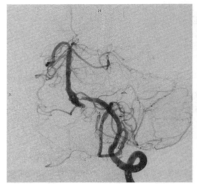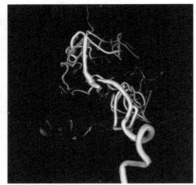

图 3-12　术前 DSA 示基底动脉近端与左侧椎动脉
交界处重度狭窄

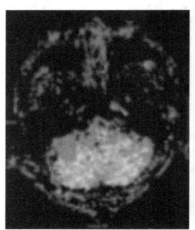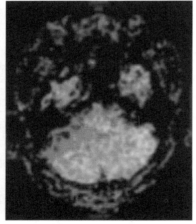

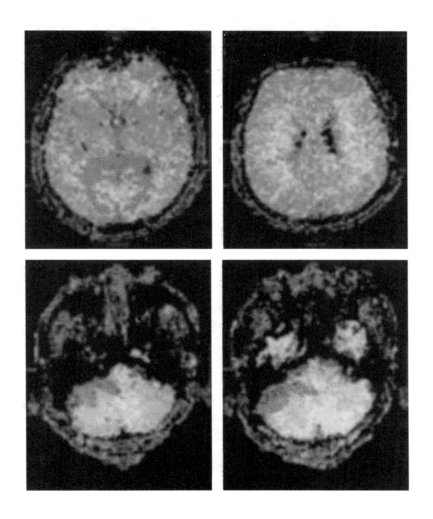

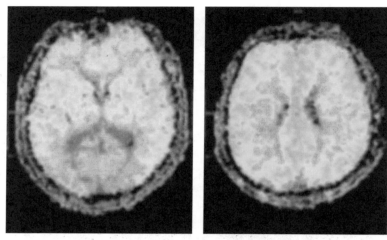

图 3-13 术前头颅 MR 灌注示后循环低灌注

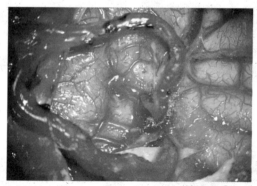

图 3-14 行右侧 STA-PCA 血管吻合术

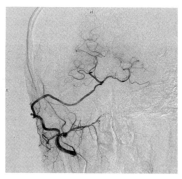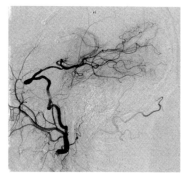

图 3-15　术后 DSA 示 STA-PCA 搭桥通畅,供血满意

典型病例 3　枕动脉 - 颅外段椎动脉(OA-eVA)搭桥典型病例

患者男性,61 岁。主因"头晕,双眼黑矇,晕厥,言语不清"入院。DSA 示左侧椎动脉颅内段闭塞,右侧椎动脉颅外段闭塞(图 3-16),MR 灌注示后循环明显低灌注(图 3-17)。行 OA 主干及其主要分支之一与颅外段椎动脉的双支血管吻合术(图 3-18)。术后复查 DSA 示移植桡动脉 OA-eVA 搭桥通畅,供血满意(图 3-19)。

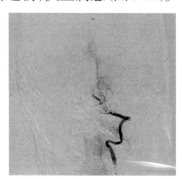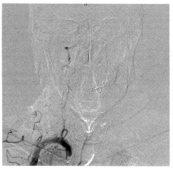

图 3-16　术前 DSA 示左侧椎动脉颅内段闭塞,
右侧椎动脉颅外段闭塞

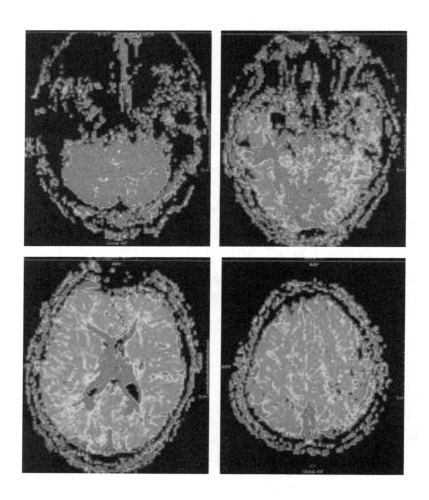

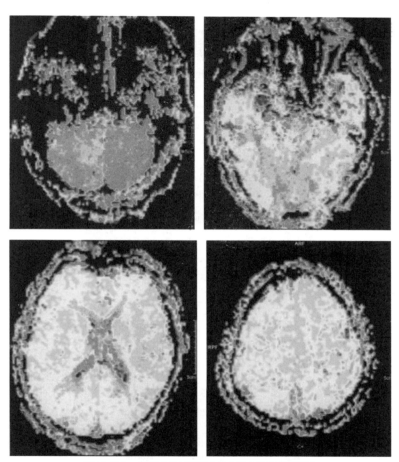

图 3-17　术前 MR 灌注示后循环明显低灌注

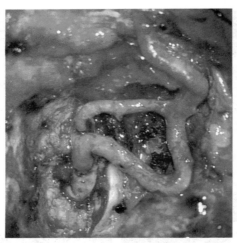

图 3-18 术中将 OA 主干及一主要分支与
颅外段椎动脉双支血管吻合

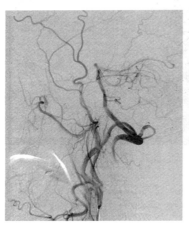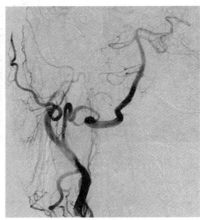

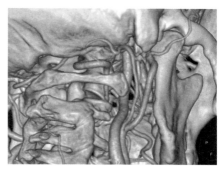

图 3-19 术后 DSA 示移植桡动脉 OA-eVA
搭桥通畅,供血满意

(佟小光 尚彦国 王 轩 高恺明)

参 考 文 献

[1] COERT B A, CHANG S D, MARKS M P, et al. Revascularization of the posterior circulation [J]. Skull Base, 2005, 15 (1): 43-62.

[2] STARKE R M, CHWAJOL M, LEFTON D, et al. Occipital artery-to-posterior inferior cerebellar artery bypass for treatment of bilateral vertebral artery occlusion: the role of quantitative magnetic resonance angiography noninvasive optimal vessel analysis: technical case report [J]. Neurosurgery, 2009, 64 (4): E779-E781.

[3] CROWLEY R W, MEDEL R, DUMONT A S. Operative nuances of an occipital artery to posterior inferior cerebellar artery bypass [J]. Neurosurg Focus, 2009, 26 (5): E19.

[4] ULKU C H, USTUN M E, BUYUKMUMCU M. Distal superficial temporal artery to proximal posterior cerebral artery bypass by posterior oblique transzygomatic subtemporal approach [J]. Skull Base, 2010, 20 (6): 415-420.

[5] USTUN M E, BUYUKMUMCU M, ULKU C H, et al. Transzybomatic-subtemporal approach for middle meningeal to P2 segment of the posterior cerebral artery bypass: an anatomical and technical study [J]. Skull Base, 2006, 16 (1): 39-44.

［6］ OZTURK K, UYSAL I I, ARBAG H, et al. A modified technique for bypass of the external carotid artery to the proximal posterior cerebral artery: an anatomical and technical study [J]. Acta Otolaryngol, 2006, 126 (5): 526-529.

［7］ MA L, REN H C, HUANG Y. Bypass of the maxillary to proximal middle cerebral artery or proximal posterior cerebral artery with radial artery graft [J]. Acta Neurochir (Wien), 2011, 153 (8): 1649-1655.

［8］ KAWASHIMA M, RHOTON A L Jr, TANRIOVER N, et al. Microsurgical anatomy of cerebral revascularization. Part Ⅱ: posterior circulation [J]. J Neurosurg, 2005, 102 (1): 132-147.

［9］ GARCIA GONZALEZ U, CAVALCANTI D D, AGRAWAL A, et al. Anatomical study on the "perforator free zone": reconsidering the proximal superior cerebellar artery and basilar artery perforators [J]. Neurosurgery, 2012, 70 (3): 764-772.

［10］ ATES O, AHMED A S, NIEMANN D, et al. The occipital artery for posterior circulation bypass: microsurgical anatomy [J]. Neurosurg Focus, 2008, 24 (2): E9.

［11］ ZADOR Z, LU D C, ARNOLD C M, et al. Deep bypasses to the distal posterior circulation: anatomical and clinical comparison of pretemporal and subtemporal approaches [J]. Neurosurgery, 2010, 66 (1): 92-100.

［12］ HAYDEN M G, LEE M, GUZMAN R, et al. The evolution of cerebral revascularization surgery [J]. Neurosurg Focus, 2009, 26 (5): E17.

［13］ SEKHAR L N, NATARAJAN S K, ELLENBOGEN R G, et al. Cerebral revascularization for ischemia, aneurysms, and cranial base tumors [J]. Neurosurgery, 2008, 62 (6 Suppl 3): 1373-1408.

［14］ AUSMAN J I, DIAZ F G, VACCA D F, et al. Superficial temporal and occipital artery bypass pedicles to superior, anterior inferior, and posterior inferior cerebellar arteries for vertebrobasilar insufficiency [J]. J Neurosurg, 1990, 72 (4): 554-558.

［15］ ROSKI R A, SPETZLER R F, HOPKINS L N. Occipital artery to posterior inferior cerebellar artery bypass for vertebrobasilar ischemia [J]. Neurosurgery, 1982, 10 (1): 44-49.

［16］ 尚彦国, 佟小光. 后循环血管重建手术治疗椎 - 基底动脉闭塞疗效初探 [J]. 中国现代神经疾病杂志, 2012, 12 (3): 354-359.

第三节 颅外 - 颅内血管融通术

间接血管重建术是指通过手术打破颅骨和硬脑膜的天然阻隔,让颅外动脉供血的组织与大脑皮质表面之间形成充分、直接的接触,以促进颅外向颅内侧支代偿的生长。在临床上观察,年轻人尤其是儿童青少年疗效更佳。常见手术方式如下。

一、脑 - 颞肌贴敷术

Henscher 于 1950 年首创此术,后来由 Karasawa 等用于治疗烟雾病,疗效尚满意。主要过程是游离颞肌瓣,注意保护颞肌的血供,游离骨瓣,剪开硬脑膜,将颞肌贴敷在脑表面。也有学者将部分肌瓣植入外侧裂,剩余肌瓣贴敷于脑表面软化区,基部与硬脑膜边缘间断缝合固定。由于颞肌血供主要来源于颞前、中、后深动脉,其走行不规则,因此现多不主张将肌瓣作分离。

脑 - 颞肌贴敷术(encephalo-myo-synangiosis,EMS)手术后有部分患者发生癫痫,可能与颞肌对脑组织的压迫有关。其他缺点还包括:有破坏已形成的侧支循环的风险,术后血供改善缓慢;难以改善大脑前动脉(ACA)和大脑后动脉(PCA)区域的缺血。

二、脑 - 硬脑膜 - 动脉贴敷术

1979 年由 Matsushima 首创用于治疗 1 名烟雾病患

儿。简要过程是依缺血部位选择游离颞浅动脉额支或顶支,连带两侧筋膜游离,远端不切断,沿游离的颞浅动脉走行切开颞肌,通过细长骨窗将其与切开的硬脑膜边缘缝合使其贴在脑表面。此后有学者将蛛网膜广泛打开,将动脉贴敷于脑表面,形成脑-动脉-软脑膜的贴敷,并报道了满意的长期随访结果。

由于脑-硬脑膜-动脉贴敷术(encephalo-duro-arterio-synangiosis,EDAS)简单快速,创伤小,对原已形成的侧支循环破坏小且对技术和设备要求不高,该术式得到较大的发展,被广泛用于治疗儿童烟雾病患者,有学者报道其有效率达到90%~100%。

三、脑-硬脑膜-动脉-肌肉贴敷术

脑-硬脑膜-动脉-肌肉贴敷术(encephalo-duro-arterio-myo-synangiosis,EDAMS)是 EDAS 和 EMS 的综合,简要过程是游离颞浅动脉及切开颞肌,做游离骨瓣,硬脑膜切开并与颞浅动脉两侧的筋膜缝合,另外做硬脑膜切口与颞肌缝合,将后者贴敷在脑表面。该术式由 Kinugasa 首先用于 17 例烟雾病患者的治疗,随访 3 年效果满意。此方法的优点是将颞浅动脉、脑膜中动脉及供应颞肌的颞前、中、后深动脉均作为供血动脉,以最大限度地利用颈外动脉的血供,有利于形成更为广泛的侧支循环。

但该术式仍无法改善大脑前动脉供血区域的血流灌注,部分学者在行 EDAS 术的同时将一段游离的带有帽状腱膜和骨膜的筋膜条充填于纵裂内,贴敷于两额叶之间,称为脑 - 帽状腱膜贴敷术(encephalo-galeo-periosteal-synangiosis,EGPS),也有学者称为带状 EDAS。

四、脑 - 硬脑膜 - 颞肌贴敷术

脑 - 硬 脑 膜 - 颞 肌 贴 敷 术(encephalo-duro-myo-synangiosis,EDMS)是 EDAMS 的改进。主要变化是将硬脑膜沿着脑膜中动脉的主干放射状剪开后翻转至骨窗外(保护脑膜中动脉的主干及其分支不受破坏),将富血供的硬脑膜外表面与骨窗外的皮质表面贴敷,不仅最大限度地利用颈外系统的血供,而且扩大了受益脑组织范围;然后再将其完整地贴敷于硬膜打开的脑表面。华山医院神经外科将其与 STA-MCA 搭桥联合应用于烟雾病的治疗,长期临床与 DSA 影像学的随访效果令人满意。

五、脑 - 大网膜贴敷术

脑 - 大网膜贴敷术(encephalo-omental-synangiosis,EOS)可分为游离贴敷术(大网膜颅内移植术)和带蒂大网膜贴敷术(大网膜转移术)。移植术的简要过程是先于腹腔截取游离大网膜,游离胃、十二指肠动 / 静脉备用,然后在颞部或枕部游离颞浅动 / 静脉或枕动 / 静脉并将其与大网膜上的动静脉行端侧吻合,成功后将大网膜贴敷于颞叶或枕叶皮质。Karasawa 于 1980 年首次将前者用于治疗烟雾病。而转移术是将游离的带蒂大网膜通过皮下隧道引至头部,贴敷于脑表面。

该法因手术复杂,效果欠佳而应用较少,且随着

EMS、EDAS 和 EDAMS 等间接血管重建术的发展,已基本被后者取代。但有学者建议将其用于治疗前述方案失败或大脑前、后动脉分布区缺血的患者。

六、颅骨钻孔术

上述的间接血管重建方法的受益脑组织范围均相对局限,而颅骨钻孔术(cranial bur holes)可根据术前的影像学资料确定脑缺血部位,并在相应处颅骨多点钻孔,或沿中线两侧多处钻孔。一般钻孔部位为大脑前动脉对应额部,大脑中动脉对应颞顶部,大脑后动脉对应枕部。

对于颅内血管闭塞或烟雾病患者,间接血管重建手术方式的选择目前尚缺乏统一的标准,术者应根据患者的症状、体征及影像学结果进行充分评估,再结合术者对手术方式的熟悉程度进行选择。

(顾宇翔 毛 颖)

参 考 文 献

［1］ MCLEAN M J, GEBARSKI S S, VAN DER SPEK A F, et al. Response of moyamoya disease to verapamil [J]. Lancet, 1985, 1 (8421): 163-164.

［2］ SPITTLER J F, SMEKTALA K. Pharmacotherapy in moyamoya disease [J]. Hokkaido Igaku Zasshi, 1990, 65 (2): 235-240.

［3］ HOSAIN S A, HUGHES J T, FOREM S L, et al. Use of a calcium channel blocker (nicardipine HCl) in the treatment of childhood moyamoya disease [J]. J Child Neurol, 1994, 9 (4): 378-380.

［4］ DONAGHY RM. Neurologic surgery [J]. Surg Gynecol Obstet, 1972, 134: 269-270.

［5］ KARASAWA J, KIKUCHI H, FURUSE S, et al. Treatment of

moyamoya disease with STA-MCA anastomosis [J]. J Neurosurg, 1978, 49 (5): 679-688.

[6] MARCINKEVICIUS E, LIUTKUS D, GVAZDAITIS A. Experience of treatment of moyamoya disease at the Clinic of Neurosur-gery of Kaunas University of Medicine [J]. Medicina (Kaunas), 2006, 42 (2): 130-136.

[7] MESIWALA A H, SVIRI G, FATEMI N, et al. Long-term outcome of superfcial temporal artery-middle cerebral artery bypass for patients with moyamoya disease inthe US [J]. Neurosurg Focus, 2008, 24 (2): E15.

[8] MIYAMOTO S, AKIYAMA Y, NAGATA I, Karasawa J, et al. Long-term outcome after STA-MCA anastomosis for moyamoya disease [J]. Neurosurg Focus, 1998, 5 (5): E5.

[9] HOUKIN K, NAKAYAMA N, KURODA S, et al. How does angiogenesis develop in pediatric moyamoya disease after surgery ? A prospective study with MR angiography [J]. ChildsNervSyst, 2004, 20 (10): 734-741.

[10] JUNKARASAWA, KAZUKIHOSOI, NAOYAHASHIMOTO, et al. Surgical Revascularization for Patients with Moyamoya Disease with Hemorrhagic Onset [J]. Neurosurg Q, 2004, 14: 36-40.

[11] HENSCHEN C. Surgical revascularization of cerebral injury of circulatory origin by means of stratifcation of pedunculated muscle flaps [J]. Langenbecks Arch KlinChir Ver Dtsch Z Chir, 1950, 264: 392-401.

[12] KARASAWA J, KIKUCHI H, FURUSE S, et al. Treatment of moyamoya disease with STA-MCA anastomosis [J]. J Neurosurg, 1978, 49 (5): 679-688.

[13] MATSUSHIMA Y, FUKAI N, TANAKA K, et al. A new operative method for "Moya-moya"disease. A presentation of a case who underwent encephalo-duro-arterio (STA)-synangiosis [J]. NervSyst Child, 1980, 5: 249-255.

[14] ADELSON P D, SCOTT R M. Pial synangios is for moyamoya syndrome in children [J]. PediatrNeurosurg, 1995, 23 (1): 26-33.

[15] HOUKIN K, KAMIYAMA H, ABE H, et al. Surgical therapy for adultmoyamoya disease: can surgical revascularization prevent the recurrence of intracranial hemorrhage [J]. Stroke, 1996, 27 (8): 1342-

1346.

［16］ KINUGASA K, KANDAI S, KAMATA I, et al. Surgical treatment of moyamoya disease: operative technique of encephalo-duro-arterio-myo-synangiosis, its follow up, clinical results and angiograms [J]. Neurosurgery, 1993, 32 (4): 527-531.

［17］ KIM S K, WANG K C, KIM I O, et al. Combined encephaloduroarter-iosynangiosis and bifrontal encephalo-galeo (periosteal) synangiosis in pediatric moyamoya disease [J]. Neurosurgery, 2002, 50 (1): 88-96.

［18］ 徐斌, 宋冬雷, 毛颖, 等. 颞浅动脉 - 大脑中动脉吻合术结合脑 - 硬脑膜 - 肌肉血管融合术治疗烟雾病 [J]. 中国脑血管病杂志, 2007, 4 (10): 445-448.

［19］ KARASAWA J, KIKUCHI H, KAWAMURA J, et al. Intracranial transplantation of the omentum for cerebrovascular moyamoya disease: a two-year follow-up study [J]. Surg Neurol, 1980, 14 (6): 444-449.

［20］ KIM D S, YOO D S, HUH P W, et al. Combined direct anastomosis and encephalo-duro-arterio-galeo-synangiosis using inverted superficial temporal artery-galeal flap and superficial temporal artery-galeal pedicle in adult moyamoya disease [J]. Surg Neurol, 2006, 66 (4): 389-395.

第四章
大面积脑梗死去骨瓣减压术

第一节 概 述

缺血性脑卒中是最常见的中枢神经系统急症,在世界范围内,是导致死亡的第二大原因,导致病残的第一大原因。缺血性脑卒中占所有脑卒中的 3/4 以上,病死率高达 10%~50%,其中大面积脑梗死的病死率高达80%。大面积脑梗死在幕上主要指大脑中动脉供血区脑梗死,在幕下指小脑半球梗死。

幕上大面积脑梗死最常见的就是大脑中动脉供血区脑梗死,因其发病突然,进展快,病死率高,也被称为恶性大脑中动脉脑梗死,占所有脑梗死的 1%。虽然这一概念并未有确切的诊断标准,但是综合目前的文献,医学界基本有了一定的共识,即梗死面积累及大脑中动脉至少 2/3 的供血区,症状包括偏瘫以及进行性意识障碍。由于严重的脑水肿,可以在脑缺血发生 3 小时内出现严重的意识障碍,并发生脑疝,危及生命,从而导致53%~89% 的病死率。脑梗死引起的巨大占位效应通常继发于颈动脉或大脑中动脉 M1 段急性闭塞,这其中包括或不包括大脑前动脉或大脑后动脉区域的梗死,高病死率主要是由于广泛的进展性脑水肿、颅内高压和随后脑疝。

常规内科治疗历来是治疗脑梗死的主要方法,但对一部分大面积脑梗死的患者,虽经积极的内科治疗,仍因颅高压而使病情进行性加重,若不积极进行减压手术,患者很有可能死亡,因此许多学者将此时进行的减压性手术称为"救命"性手术。Kocher 最初在 1901 年描述为治疗外伤性脑水肿进行去骨瓣减压手术,此手术方案最近被大量应用到大脑半球脑梗死的治疗。手术明显解除了硬膜和颅骨对膨胀脑组织的限制,可以将病死率从 80% 降低到 20%。

目前已有针对恶性大脑中动脉去骨瓣减压术效果进行研究的多个随机对照研究,其中最有价值的包括一个北美的颅骨切开术和硬脑膜切开术治疗恶性梗死后脑水肿的前瞻性(hemicraniectomy and durotomy upon deterioration from infarction related swelling trial, HeADDFIRST)研究,还有欧洲的三项研究,即 DECIMAL 研究(decompressive craniectomy in malignant MCA infarction),DESTINY 研究(decompressive surgery for the treatment of malignant infarction of the middle cerebral artery),HAMLET 研究(hemicraniectomy after middle cerebral artery infarction with life-threatening Edema trial)。这些研究表明,不管年龄如何,早期减压手术(≤ 48 小时)可以大大降低大脑中动脉恶性脑梗死的病死率并改善预后,大于 60 岁年龄组的患者较小于 60 岁年龄组患者有

更高的病死率和致残率。去骨瓣手术死亡患者约 1/4 发生于术后 1 周内，这些患者多为大于 60 岁或术前有严重意识障碍的患者。相对于药物治疗，去骨瓣减压术明显降低了病死率，却增加了轻到中度致残率，这是由于手术挽救了大部分本来通过药物治疗会死亡的患者，但是却留下了不同程度的功能障碍，根据随访的结果，这些功能障碍在术后 1 年内会有不同程度的改善。虽然通过手术，很多大脑中动脉区域恶性脑梗死患者得以生存，但术后生存质量不高，需要进一步康复治疗和护理的费用都是医师在决定手术时需要考虑的问题，尤其对于 60 岁以上、严重意识障碍的患者需谨慎进行选择。

枕下减压术可以降低恶性小脑梗死的病死率。患者长期的功能预后取决于术前的意识状态，造成意识障碍的原因是脑干受压和脑积水。对于合并脑积水的患者进行脑室外引流可以降低颅内压，但是单纯性脑室外引流可能会造成小脑幕上疝、脑脊液循环障碍以及增加感染的可能，因此枕下减压有利于早期拔除脑室外引流管，降低感染的风险。过小的减压窗不能有效减压，过大的减压窗可能会造成小脑下垂，大部分学者建议切除部分小脑组织（如小脑扁桃体），但过大范围的切除可能会延长功能恢复的时间。目前有荟萃分析指出，小脑梗死行枕下减压术的低病死率与年龄（＜60 岁）、行脑室外引流以及切除部分梗死脑组织成正相关。切除寰椎后弓是否有利于长期预后的改善并无证据。

第二节 大面积脑梗死去骨瓣减压术

一、患者的选择

去骨瓣减压术的指征目前还存在争议,但是有临床和影像学特征已被证明可以作为 MCA 恶性脑梗死的预后评判标准:初次美国国立卫生院(National Institutes of Health,NIH)卒中评分优势侧＞20 分或者非优势侧＞15 分,年龄较轻,早期超过 50% 的 MCA 供血区包括基底核区低密度,累及同侧 ACA 或 PCA 供血区,CT 扫描显示大脑镰前部移位超过 5mm 或松果体移位超过 2mm。此外,还包括 DWI 影像上梗死体积大于 145cm^3。发病早期(6 小时内)CT 检查提示超过 50% 低密度区或者局部脑肿胀使脑回消失或侧脑室受压提示恶性结果。基于此提出如下指征。

(一)适应证

1. 患者经积极内科治疗无效,发病早期即出现进行性意识障碍加重,处于脑疝早期或前期。

2. CT 见大面积脑梗死和水肿,前部中线结构向对侧移位 ≥5mm,松果体区向对侧移位 ≥2mm,基底池受压。

3. 排除严重的其他器官病变。

(二)排除标准

发病前一般状况差,有严重的出血倾向,或是双瞳孔散大的患者。

二、手术时机

（一）幕上大面积脑梗死

基于随机对照研究的结果，目前推荐在发病后的最初 48 小时内行半侧颅骨切除术。考虑到大部分患者临床和影像学的占位效应发生在脑卒中发病的 2 天后，发病 24 小时后再手术可以有更充分的时间对手术指征进行细致的评估，应该在可逆性脑组织移位征象发生早期迅速实施手术以免影响长期预后。

（二）小脑梗死

进行性意识状态下降是手术指征，但手术时机仍有争议。小脑梗死后由于脑水肿而出现逐渐加重的占位效应，表现为脑干受压移位，第四脑室移位变形，伴有阻塞性脑积水，临床表现除小脑症状外，还有脑干损害和颅内压（ICP）升高症状。脑神经受累是脑干受压和后颅窝压力增加的早发征象，脑神经麻痹的进展提示医师应尽早行枕下减压术。当患者出现脑神经麻痹、昏睡、脑积水、第四脑室占位效应时应该考虑手术。

三、手术方法

（一）大脑中动脉脑梗死去骨瓣减压

1. **术式**　采用全身麻醉。患者取平卧位，患侧朝上，额颞顶部马蹄形或问号形切口，大骨瓣开颅，前方位于发际内近中线，后方达顶结节，向下延伸达颅中窝底，去除骨瓣,并咬除颞骨达颅中窝底,骨窗的范围前后径须达到 13cm,上下径须达到 9cm,于骨窗缘悬吊硬脑膜以防发生硬膜外血肿,星形切开硬脑膜即见到向外疝出的梗死脑组织,严格止血后减张缝合硬脑膜以获得充分减压,缝合颞肌和切口。

2. 去除骨瓣的保存方法　将颅骨外面的骨膜等软组织去掉,生理盐水反复冲洗,在术后 12 小时内置于无菌容器内,放入液氮($-196℃$)内超低温保存,直至实施颅骨修补手术,保存时间可达 18 个月;或将去除颅骨移植于腹部脂肪与肌肉层之间,或是邻近的帽状腱膜下和大腿的皮下组织内。

3. 一旦患者恢复到最好的状况,并且脑水肿完全消退后,即可进行颅骨修补植入术。采用自体骨瓣有较高的骨吸收率(26%),进而导致固定松动,骨瓣下陷,年轻患者更容易出现。目前最常用的人工材料为钛网,但容易出现头皮磨损,发生率约为 17%,采用羟基磷灰石进行修补有约 45% 的患者发生感染,已经基本不再采用,最好的人工材料为聚醚醚酮(PEEK),发生头皮磨损的概率小,组织相容性好,值得推广。

(二)小脑梗死的枕下减压术

全身麻醉,患者采用侧俯卧位或俯卧位,采用从枕外粗隆到 C_2 水平后正中切口,去除双侧枕鳞,枕骨大孔后缘咬除范围不超过中线旁 1.5cm,切除 C_1 后弓是否有利于长期预后的改善并无证据,选择切除 C_1 后弓时避免损伤双侧椎动脉,切开硬膜后,可以适度切除梗死的脑组织,但避免损伤小脑核团,可采用人工硬膜减张缝合硬膜,避免术后脑脊液漏。

四、总结

(一)尽早

发病后 48 小时内行去骨瓣减压术可以改善临床预后和病死率。去骨瓣减压术可以减轻对脑组织的机械压迫,并且改善脑灌注防止缺血损伤,可以提供给受损脑组织更多的肿胀空间从而最大限度地保护邻近的脑组织。同时,去骨瓣减压术还是一个有效降低颅内压的方法。

(二)足够大

去除的骨瓣越大,改善颅内高压的效果就越明显;扩大去除骨瓣的大小可以给脑组织提供更多的空间,降低缺损颅骨缘处脑实质出血的概率,放射影像学显示基底池形态得到改善,从而最终改善临床预后;但对于枕下减压术,过大地去除枕骨可能造成小脑组织的下垂,类似于小脑扁桃体下疝畸形。

1. 去骨瓣减压能够简化复杂的药物治疗方案,减少对高渗药物的依赖。

2. 冷冻保存去除的骨瓣是一种安全的储存方法。此方法可以避免骨瓣在储存位置的体内吸收,还可以避免对腹部手术(如胃造瘘术、放置腹腔分流管等)。的干扰。

3. 颅骨修补术应当尽可能早的实施,以恢复颅内正常的环境;去除骨瓣之后会使颅内环境由原来的密闭空间变成开放空间,这会使脑血流和脑代谢发生改变从而造成更多脑功能障碍;对于那些皮瓣凹陷的去骨瓣术后患者及时实施颅骨成形术可以很好地改善临床症状。

4. 临床和试验研究表明,对评估预后不良的患者(如>60岁、多个脑血管病高危因素、多个并发症、潜在的意识障碍风险、抑郁病史等)实施相对缓和的对症治疗(降颅压治疗,如渗透疗法、过度通气、低温治疗)而不实施手术是不正确的,对这部分患者,积极实施去骨瓣减压术同样可以降低病死率,改善预后。

5. 对于小脑梗死后水肿造成的神经功能恶化或影像学占位效应明确的患者,如果没有脑干梗死,为了挽救生命及提高患者康复后的生活质量,强烈建议行枕下去骨瓣减压术,不需要过多顾虑患者的年龄及术前格拉斯哥昏迷评分(Glasgow coma score, GCS)。

6. 小脑梗死合并脑干梗死的患者行枕下减压术预后差,以手术来挽救患者生命的干预方案应该针对不同的个体来选择,主要取决于脑干有无梗死。

(张建民 董啸 王茂德 李奇)

参 考 文 献

[1] LI Y, HOU M, LU G, et al. Decompressive craniectomy for severe middle cerebral artery infarction: a meta-analysis ofrandomised controlled trials [J]. The Lancet, 2016, 388: S92.

[2] HOFMEIJER J, KAPPELLE L J, ALGRA A, et al. Surgical decompression for space-occupying cerebral infarction (the Hemicraniectomy After Middle Cerebral Artery infarction with Life-threatening Edema Trial [HAMLET]): a multicentre, open, randomised trial [J]. Lancet Neurology, 2009, 8 (4): 326-333.

[3] LI Y P, HOU M Z, LU G Y, et al. Neurological Functional Outcomes of

Decompressive Hemicraniectomy versus Conventional Treatment for Malignant Middle Cerebral Artery Infarction: a Systematic Review and Mata-Analysis [J]. World Neurosurgery, 2017, 99: 709-725.

[4] DAS S, MITCHELL P, ROSS N, et al. Decompressive Hemicraniectomy in the Treatment of Malignant Middle Cerebral Artery Infarction: A Meta-Analysis [J]. World Neurosurgery, 2019, 123: 8-16.

[5] NEUGEBAUER H, KOLLMAR R, NIESEN W D, et al. DEcompressive surgery Plus hypo THermia for Space-Occupying Stroke (DEPTH-SOS): a protocol of a multicenter randomized controlled clinical trial and a literature review [J]. International Journal of Stroke, 2013, 8 (5): 383-387.

[6] TAZBIR J, MARTHALER M T, MOREDICH C, et al. Decompressive Hemicraniectomy with Duraplasty: A Treatment for Large-Volume Ischemic Stroke [J]. Journal of Neuroscience Nursing, 2005, 37 (4): 194-199.

[7] RONCHETTI G, PANCIANI P P, STEFINI R, et al. Acute supratentorial ischemic stroke: when surgery is mandatory [J]. Biomed Research International, 2016, 2014 (4): 624126.

[8] KESLER K A, HAMMOUD Z T, HELFT P R, et al. Long-term survival after excision of a solitary esophageal cancer brain metastasis [J]. Journal of Thoracic & Cardiovascular Surgery, 2006, 131 (2): 497-498.

[9] TAKEUCHI H, HIGASHINO Y, HOSODA T, et al. Long-term follow-up of cryopreservation with glycerol of autologous bone flaps for cranioplasty after decompressive craniectomy [J]. Acta Neurochir (Wien), 2016, 158 (3): 571-575.

[10] DASENBROCK H H, ROBERTSON F C, AZIZ-SULTAN M A, et al. Patient Age and the Outcomes after Decompressive Hemicraniectomy for Stroke: A Nationwide Inpatient Sample Analysis [J]. Neurocritical Care, 2016, 25 (3): 371-383.

[11] SUBRAMANIAM S, HILL M D. Decompressive Hemicraniectomy for Malignant Middle Cerebral Artery Infarction [J]. The Neurologist, 2009, 15 (4): 178-184.

[12] ALEXANDER P, HEELS-ANSDELL D, SIEMIENIUK R, et al. Hemicraniectomy versus medical treatment with large MCA infarct: a review and meta-analysis [J]. BMJ Open, 2016, 6 (11): e014390.

[13] AGARWALLA P K, STAPLETON C J, OGILVY C S. Craniectomy in Acute Ischemic Stroke [J]. Neurosurgery, 2014, 74 (Suppl 1): S151-S162.

[14] JÜTTLERERIC, UNTERBERG A, WOITZIK J, et al. Hemicraniectomy in Older Patients with Extensive Middle-Cerebral-Artery Stroke [J]. New England Journal of Medicine, 2014, 370 (12): 1091-1100.

[15] FRANK J I, SCHUMM L P, WROBLEWSKI K, et al. Hemicraniectomy and Durotomy Upon Deterioration From Infarction-Related Swelling Trial: Randomized Pilot Clinical Trial [J]. Stroke, 2014, 45 (3): 781-787.

[16] LANDRENEAU M, SHETH K. Decompressive Craniectomy for Malignant Middle Cerebral Artery Stroke [J]. Seminars in Respiratory and Critical Care Medicine, 2017, 38 (6): 737-744.

[17] JÜTTLER E, SCHWAB S, SCHMIEDEK P, et al. Decompressive Surgery for the Treatment of Malignant Infarction of the Middle Cerebral Artery (DESTINY): A Randomized, Controlled Trial [J]. Stroke, 2007, 38 (9): 2518-2525.

[18] BLACKER D J, HONEYBUL S. Decompressive hemicraniectomy in the management of extensive middle cerebral artery stroke: increased survival, at a price [J]. Internal Medicine Journal, 2015, 45 (7): 694-695.

[19] THE EC-IC BYPASS STUDY GROUP. Failure of extracranial-intracranial arterial bypass to reduce the risk of ischemic stroke. Results of an international randomized trial [J]. N Engl J Med, 1985, 313: 1191-1200.

[20] WANEBO J E, AMIN-HANJANI S, BOYD C, et al. Assessing Success after Cerebral Revascularization for Ischemia [J]. Skull Base, 2005, 15 (3): 215-227.

[21] SCHUBERT G A, WEINMANN C, SEIZ M, et al. Cerebrovascular insufficiency as the criterion for revascularization procedures in selected patients: a correlation study of xenon contrast-enhanced CT and PWI [J]. Neurosurg Rev, 2009, 32 (1): 29-35.

[22] 卢洁, 李坤成, 高艳, 等. 氙 CT 评价颈内和大脑中动脉狭窄或闭塞的脑血流研究 [J]. 中国医学影像技术, 2006, 22 (9): 1317-1320.

[23] TOUHO H, KARASAWA J, SHISHIDO H, et al. Hemodynamic evaluation in patients with superficial temporal artery-middle cerebral artery anastomosis-stable xenon CT-CBF study and acetazolamide [J]. Neurol Med Chir (Tokyo), 1990, 30 (31): 1003-1010.

[24] 卢洁, 李坤成. 氙 CT 脑血流成像研究 [J]. 医学影像学杂志, 2007, 17 (1): 91-93.

[25] FATOUROS P P, WIST A O, KISHORE P R, et al. Xenon computed tomography cerebral blood flow measurements [J]. Methods and accuracy. Invest Radiol, 1987, 22: 705-712.

[26] 刘明勇, 王拥军. 脑血流储备的临床意义和测定方法 [J]. 国际脑血管病杂志, 2006, 14 (10): 745-750.

[27] 马妍, 李萌. 氙 CT 测定脑血流在脑血管病中的应用 [J]. 中国脑血管病杂志, 2006, 3 (8): 382-384.

[28] 周杨杨, 吴江. 氙 -CT 在缺血性脑血管病中的应用 [J]. 中风与神经疾病杂志, 2006, 23 (5): 628-630.

[29] OZGUR H T, WALSH T K, MASARYK A, et al. Correlation of Cerebrovascular Reserve as Measured by Acetazolamide-challenged SPECT with Angiographic Flow Patterns and Intra-or Extracranial Arterial Stenosis [J]. Am J Neuroradiol, 2001, 22 (5): 928-936.

[30] OGASAWARA K, OGAWA S, YOSHIMOTO T. Cerebrovascular reactivity to acetazolamide and outcome in patients with symptomatic internal carotid or middle cerebral artery occlusion: a xenon-133 single-photon emission computed tomography study [J]. Stroke, 2002, 33 (7): 1857-1862.

[31] WEBSTER M W, MAKAROUN M S, STEED D L, et al. Compromised cerebral blood flow reactivity is a predictor of stroke in patients with symptomatic carotid artery occlusive disease [J]. J VascSurg, 1995, 21 (2): 338-345.

[32] LATCHAW R E, YONAS H, HUNTER G J, et al. Guidelines and Recommendations for perfusion Imaging in Cerebral Ischemia. A Scientific Statement for Healthcare Professionals by the Writing Group on Perfusion Imaging, From the Council on Cardiovascular Radiology of the American Heart Association [J]. Stroke, 2003, 34 (4): 1084-1104.

[33] YASARGIL M G, KRAYENBUHL H A, JACOBSON J H II.

Microneurosurgical arterial reconstruction [J]. Surgery, 1970, 67 (1): 221-233.

[34] OGASAWARA K, KOMORIBAYASHI N, KOBAYASHI M, et al. Neural damage caused by cerebral hyperperfusion after arterial bypass surgery in a patient with moyamoya disease: case report [J]. Neurosurgery, 2005, 56 (6): 1380.

[35] WAGNER S, SCHNIPPERING H, ASCHOFF A, et al. Suboptimum hemicraniectomy as a cause of additional cerebral lesions in patients with malignant infarction of the middle cerebral artery [J]. J Neurosurg, 2001, 94 (5): 693-696.

[36] CSOKAY A, EGYUD L, NAGY L, et al. Vascular tunnel creation to improve the efficacy of decompressive craniotomy in post-traumatic cerebral edema and ischemic stroke [J]. Surg Neurol, 2002, 57 (2): 126-129.

[37] ABBOTT K H. Use of frozen cranial bone flaps for autogenous and homologous grafts in cranioplasty and spinal interbody fusion [J]. J Neurosurg, 1953, 10 (4): 380-388.

[38] IWAMA T, YAMADA J, IMAI S, et al. The use of frozen autologous bone flaps in delayed cranioplasty revisited [J]. Neurosurgery, 2003, 53 (3): 591-596.

[39] ACIKGOZ B, OZCAN O E, ERBENGI A, et al. Histopathological and microdensitometric analysis of craniotomy bone flaps preserved between abdominal fat and muscle [J]. Surg Neurol, 1986, 26 (6): 557-561.

[40] GOEL A, DEOGAONKAR M. Subgaleal preservation of calvarial flap [J]. Surg Neurol, 1995, 44 (2): 181-183.

[41] NAKAJIMA T, SIMEDA K, YAMANOUCHI Y, et al. Subcutaneous preservation of free bone flap taken out in decompressive craniectomy: a follow-up study [J]. No ShinkeiGeka, 1977, 5 (13): 1329-1333.

[42] JENNETT B, BOND M. Assessment of outcome after severe brain damage [J]. Lancet, 1975, 1 (7905): 480-484.

[43] JENNETT B, SNOEK J, BOND M R, et al. Disability after severe head injury: observations on the use of the Glasgow Outcome Scale [J]. J Neurol Neurosurg Psychiatry, 1981, 44 (4): 285-293.

[44] WILSON J T, PETTIGREW L E, TEASDALE G M. Structured interviews for the Glasgow Outcome Scale and the Extended Glasgow Outcome Scale: guidelines for their use [J]. J Neurotrauma, 1998, 15 (8): 573-585.

[45] BONITA R, BEAGLEHOLE R. Modification of Rankin Scale: recovery of motor function after stroke [J]. Stroke, 1988, 19: 1497-1500.

[46] MAHONEY F I, BARTHEL D. Functional evaluation: the Barthel index [J]. Maryland State Med J, 1965, 14: 56-61.

[47] TAYLOR A, BUTT W, ROSENFELD J, et al. A randomized trial of very early decompressive craniectomy in children with traumatic brain injury and sustained intracranial hypertension [J]. ChildsNervSyst, 2001, 17 (3): 154-162.

[48] HUTCHINSON P J, CORTEEN E, CZOSNYKA M, et al. Decompressive craniectomy in traumatic brain injury: the randomized multicenter RESCUEicp study [J]. Acta Neurochir, 2006, 96: 17-20.

[49] JIANG J Y, XU W, LI W, et al. Efficacy of standard trauma craniectomy for refractory intracranial hypertension with severe traumatic brain injury: a multicenter, prospective, randomized controlled study [J]. J Neurotrauma, 2006, 22 (6): 623-628.

[50] MUNCH E, HORN P, SCHURER L, et al. Management of severe traumatic brain injury by decompressive craniectomy [J]. Neurosurgery, 2000, 47: 315-323.

[51] COPLIN W M, CULLEN N K, POLICHERLA P N, et al. Safety and feasibility of craniectomy with duraplasty as the initial surgical intervention for severe traumatic brain injury [J]. J Trauma, 2001, 50 (6): 1050-1059.

[52] ALBANESE J, LEONE M, ALLIEZ J R, et al. Decompressive craniectomy for severe traumatic brain injury: evaluation of the effects at one year [J]. Crit Care Med, 2003, 31 (10): 2535-2538.

[53] SKOGLUND T S, ERIKSSON-RITZEN C, JENSEN C, et al. Aspects on decompressive craniectomy in patients with traumatic head injuries [J]. J Neurotrauma, 2006, 23 (10): 1502-1509.

[54] JAGANNATHAN J, OKONKWO D O, DUMONT A S, et al. Outcome following decompressive craniectomy in children with severe traumatic

brain injury: a 10-year single-center experience with long term followup [J]. J Neurosurg (4 suppl Pediatr), 2007, 106 (4 Suppl): 268-275.

[55] CARTER B S, OGILVY C S, CANDIA G J, et al. One-year outcome after decompressive surgery for massive non-dominant hemispheric infarction [J]. Neurosurgery, 1997, 40 (6): 1168-1176.

[56] LEONHARDT G, WILHELM H, DOERFLER A, et al. Clinical outcome and neuropsychological deficits after right decompressive hemicraniectomy in MCA infarction [J]. J Neurol, 2002, 249 (10): 1433-1440.

[57] WALZ B, ZIMMERMAN C, BOTTGER S, et al. Prognosis of patients after hemicraniectomy in malignant middle cerebral artery infarction [J]. J Neurol, 2002, 249 (9): 1183-1190.

[58] PRANESH M B, DINESH NAYAK S, MATTHEW V, et al. Hemicraniectomy for large middle cerebral artery territory infarction: outcome in 19 patients [J]. J Neurol Neurosurg Psychiatry, 2003, 74 (6): 800-802.

[59] ROBERTSON S C, LENNARSON P, HASAN D M, et al. Clinical course and surgical management of massive cerebral infarction [J]. Neurosurgery, 2004, 55 (1): 55-61.

[60] PILLAI A, MENON S K, KUMAR S, et al. Decompressive hemicraniectomy in malignant middle cerebral artery infarction: an analysis of long-term outcome and factors in patient selection [J]. J Neurosurg, 2007, 106 (1): 59-65.

[61] YAMAURA A, MAKINO H. Neurological deficits in the presence of the sinking skin flap following decompressive craniectomy [J]. Neurol Med Chir, 1977, 17 (1 Pt 1): 43-53.

[62] FODSTAD H, EKSTEDT J, FRIDEN H. CSF hydrodynamic studies before and after cranioplasty [J]. Acta Neurochir Suppl (Wien), 1979, 28 (2): 514-518.

[63] DUJOVNY M, FERNANDEZ P, ALPERIN N, et al. Post-cranioplasty cerebrospinal fluid hydrodynamic changes: magnetic resonance imaging quantitative analysis [J]. Neurol Res, 1997, 19 (3): 311-316.

[64] WINKLER P A, STUMMER W, LINKE R, et al. Influence of cranioplasty on postural blood flow regulation, cerebrovascular reserve, and cerebral glucose metabolism [J]. J Neurosurg, 2000, 93 (1):53-61.

第二部分
出血性脑血管病的外科干预

第五章

概　论

　　出血性脑血管病是全球范围内广泛流行的心脑血管疾病之一,是严重危害人类健康的常见病、多发病。该病主要发生在发展中国家,患病和死亡多集中在 55 岁以上人群,具有高患病率、高致残率、高病死率,是导致人类死亡的三大疾病之一。我国属于脑出血高发国家,出血性脑卒中占脑卒中的 30%~55%,远高于欧美 5%~20% 的比例,其病死率和致残率明显高于缺血性脑卒中,病死率占心脑血管疾病死亡的首位,目前已成为危害我国中老年人群健康和生命的主要原因。

　　据《中国脑卒中 15 年变化趋势和特点》报道,2019 年我国出血性脑卒中发病率为 45/10 万,患病率为 215/10 万,死亡率为 60/10 万,伤残调整寿命年为 1 142/10 万,年出院人数为 611 709 人,人均住院费用为 20 106 元,据此推算,每年有近 100 万人因出血性脑卒中死亡。出血性脑卒中发病男性多于女性,具有明显的季节性,寒冷季节发病率高。

　　脑出血的危险因素很多,不同类型脑出血的危险因素可能存在差异。与脑出血相关的危险因素有:不可改变的危险因素，如年龄、性别、种族/民族、家族史；可改变的危险因素，如高血压、吸烟、糖尿病、血脂异常等。

如何对出血性脑卒中患者进行早期病因诊断及规范化治疗，是降低该病病死率和致残率的关键，也是国内外临床上急需解决的问题。20世纪初始，神经外科医师就努力探索用外科方法治疗脑出血，并提出脑出血手术治疗的指征及可行性。CT的问世，翻开了出血性脑血管病外科治疗的新篇章，不但解决了脑出血定位和定量问题，而且结合临床表现，能够统一出血性脑血管病的手术指征。此外，手术方法也不断改进。随着近年来微创外科技术的发展，神经外科医师能借助CT等先进定位手段，在显微镜辅助下精准定位清除血肿，大大减少了手术创伤，使得手术治疗的死亡率与致残率明显下降。

（林福鑫　方文华　康德智　游　潮）

第六章

高血压脑出血

第一节　概　述

高血压脑出血（hypertensive intracerebral hemorrhage，HICH）在我国是常见病、多发病。其病死率和致残率很高，成为威胁人类健康的重大疾病。应该深入研究其病理生理机制，改进治疗方法，改善其预后，提高整体诊治水平。

HICH 的传统治疗方法是药物治疗，但疗效不甚满意，病死率、致残率较高。一个多世纪前，已有学者探讨外科手术清除血肿。HICH 的外科治疗最早始于 1903 年，由 Cushing 提出骨瓣开颅清除血肿的手术治疗方法，但早期手术效果并不理想。1932 年 Bagley 及次年 Penfield 等相继发表应用手术治疗的报道，但疗效因诊断手段落后而不佳。HICH 手术效果与出血部位密切相关，深部出血患者预后不佳。20 世纪 70 年代，随着 CT 的问世和手术方式的改进，神经外科医师重新重视 HICH 外科治疗的可行性，并取得很大进展。以后陆续出现了小骨窗血肿清除术、立体定向血肿穿刺术和内镜血肿清除术等外科治疗方法,并在手术器械等方面做了进一步改进。1989年Backlund等报道了立体定向技术抽吸脑内血肿,1989年Auer等应用神经内镜清除脑内血肿获得成功,近年来我国基层医院广泛开展的微创穿刺技术,也逐渐积累了丰富的经验。但国际中风学会和医学研究委员会在2005年和2013年发表的脑内血肿国际外科治疗试验(surgical trial in intracerebral haemorrhage,STICH)的两期临床对照试验研究STICH1和STICH2均表明内外科治疗无显著差异,这使得外科治疗在西方国家几乎处于停顿状态。

近年来,对HICH发病的病理生理机制研究取得长足进步,认为HICH后急性血肿的占位压迫及血肿代谢产物对脑组织产生损害,使脑循环和脑代谢产生障碍,导致神经细胞死亡,是致残和死亡的主要原因。外科治疗能够清除脑内血肿,减少血肿对周围脑组织的压迫,改善局部血液循环,减轻继发性脑水肿,降低颅内压,为外科治疗HICH提供了理论依据。但由于外科手术方法各家不一,影响了疗效的进一步评价。在我国,半个多世纪以来,对严重颅内高压或脑疝患者进行手术治疗已在业内形成共识,而且挽救了大量患者的生命。然而,国内外报道HICH手术治疗的致死率和致残率差异很大,这可能与术前病例选择(包括出血部位、出血量、术前意识状况等)、手术时机、手术方法的选择以及手术技术密切相关。尽管如此,对外科手术治疗HICH,仍需科学设计的多中心、大样本、随机双盲对照研究进行进一步证实和肯定。

第二节　手术治疗

一、适应证

高血压脑出血手术的目的主要在于清除血肿、缓解颅内压,减轻血肿周围脑组织受压,改善脑血流循环,减轻继发性脑水肿,改善脑缺血缺氧,使受压的神经元有恢复的可能性,防止和减轻出血后一系列继发性病理生理改变,打破危及生命的恶性循环,保护脑神经功能、挽救生命及争取最大限度的神经功能恢复,降低病死率和致残率。手术适应证的选择是降低 HICH 手术病死率的关键,但对于高血压脑出血的适应证目前尚无统一意见。目前比较得到认可的手术指征包括以下几方面因素:①严重颅内高压及脑疝患者,实际测量颅内压(ICP)> 30mmHg,应立即手术治疗。②影像学有明显颅内高压的表现(中线结构移位超过 5mm,同侧脑室受压闭塞超过 1/2,同侧脑池、脑沟模糊或消失),应立即手术。③出血部位。浅部出血(如皮质下、壳核及小脑出血)要优先考虑手术;对于位置较深的功能区血肿(如丘脑、脑干出血等)预后差,选择手术应谨慎。④出血量。通常大脑半球出血量>30ml,小脑出血 > 10ml 可考虑血肿清除,但是应该根据患者的具体情况而定,如患者的年龄、脑萎缩情况等。⑤其他,包括年龄及一般状态,高龄患者并不影响手术,但是术后的并发症较严重,可能增加不良预后的发生率,应权衡利弊;发病后血压超过200/120mmHg,既往有心脏、肺、肾等严重疾病及凝血功能障碍者,需纠正后再考虑手术治疗。对于临床医师来说,在高血压脑出血术前应该详细向患者家属说明病情、手术的必要性及手术风险,告知可能发生的后遗症及能够达到的生存质量,使得家属能够充分理解手术的风险及效果。

二、手术时机

随着对高血压脑出血的发生发展、病理生理机制的研究进一步深入,手术时机的选择也由经验积累逐渐上升为理论研究。HICH 的手术时间分为超早期(6 小时以内)、早期(发病后 1~2 天)、延期手术(3 天以后)。至今HICH 的手术时间尚未有统一认识。基础研究表明,脑出血一般在 30 分钟形成血肿,6~7 小时血肿周围脑组织由于血液凝固产生的凝血酶、血清蛋白的毒性作用及局部微血管痉挛渗漏而出现水肿,紧靠血肿的脑组织坏死,出现不可逆损害,12 小时达到中度水肿,24 小时达到严重程度。脑组织坏死随时间增长而加重,故在 6 小时内超早期手术,可以预防脑水肿及脑疝,减轻血肿压迫对脑组织的继发损害,延期手术会带来不良后果。HICH 死亡发生在 24 小时者占 42.1%~70.6%,于 1 周内死亡者占 72.8%~92.5%。1977 年 Kaneko 等提出高血压脑出血超早期手术,即在出血发生后 6 小时内手术的观点,认为高血压脑出血临床症状随着脑水肿的加剧而恶化,故应在脑实质受到严重损害前清除血肿,以利于功能恢复和症状改善,降低病死率。国内外部分学者支持上述主张,即在出血后 6 小时以内手术清除血肿,理由是尽早手术可解除血肿对周围脑组织的压迫,缓解继发性脑损伤,24 小时后血肿周围脑组织即可继发不可逆性损害。随着研究的深入,多数学者主张早期或超早期手术,清除血肿,解除血肿压迫,打破出血后血细胞分解、脑组织水肿等一系列继发改变所致的恶性循环,降低病死率和致残率,提高患者生存质量。

高血压脑出血的血肿变化大多发生在起病后 3~6 小时,Kazui 等通过对 204 例高血压脑出血的 CT 影像资料分析认为,发病后 3 小时内血肿继续扩大的患者占 30%,6 小时后降为 17%,24 小时后为 0。因此,在发病 6 小时后进行手术,其安全系数增高。然而国内一组 266 例 HICH 关于手术时机的研究表明:<7 小时、7~24 小时及 > 24 小时手术的近、远期疗效、病死率及生活质量均无显著差异,但 7 小时以内手术组颅内再出血风险率高于另外两组。因此,发病后 7~24 小时手术疗效好,术后再出血发生率低,是最佳手术治疗窗。延期手术(出血 3 天后)不易引起再出血,而且此期血肿开始部分自溶、液化、易被尿激酶溶解,容易引流,但其血肿周围脑组织已出现变性、坏死等病理改变,脑水肿范围也明显扩大,术后神经功能恢复较差。

三、手术方法

目前认为 HICH 手术的主要目的是及早清除脑内血肿,解除占位效应,有效降低明显升高的颅内压,减轻或阻断继发性损害,挽救血肿周围受压脑组织的功能。但手术操作对脑组织也是一种损害,因此手术方式是影响 HICH 患者预后的重要因素。

HICH 手术治疗的成败,关键是能否达到充分减压、清除血肿,止血是否彻底,以及是否对脑组织造成新的损伤。过去神经外科医师在肉眼下清除血肿,照明差、显露困难,对脑组织损伤大,导致血肿清除不彻底,止血不充分,术后患者恢复不理想,病死率与致残率较高。近年来,在显微镜下或神经内镜下清除血肿,既能达到充分减压,在直视下彻底止血,同时又使脑组织得到最大限度的保护,从而使神经功能较早恢复,降低病死率、致残率和并发症的发生率,提高患者的生存质量。目前高血压脑出血的手术治疗方法主要有以下几个方面。

1. **骨瓣开颅血肿清除术** 骨瓣开颅血肿清除术为传统的手术方法,其优点是:可以直视下彻底清除血肿及液化坏死脑组织,而且止血可靠,减压充分,可迅速解除对脑组织的压迫,使患者比较安全地度过手术恢复期。这种术式不仅可以降低颅内压,还可改善血流动力学和脑组织代谢。手术入路主要包括经颞叶入路、经额颞区入路和经外侧裂入路几种方式。该术式的缺点是:HICH 患者多为老年人,常合并其他多脏器损害,对手术耐受能力差,而手术多需全身麻醉,手术时间长,创伤较大,对脑组织过度牵拉,脑组织术后水肿反应重,恢复时间长,手术死亡率较高,部分去骨瓣减压患者康复后需行颅骨修补手术。随着显微镜及神经内镜的运用,此术式死亡率及致残率明显下降。此手术多用于出血量大、中线移位严重、病情重且昏迷程度深及脑疝患者。小脑出血患者多主张采用此术式。另外也有研究认为，位于皮质重要功能区的血肿，只可采取减压手术。

2. **小骨窗开颅血肿清除术**　随着显微外科的发展，术中辅以手术显微镜、神经内镜，可提供良好的照明及放大功能，能更好地止血和清除血肿，减少创伤。目前，比较常用的手术入路主要有经外侧裂入路和经皮质入路。手术切口一般选择颞部或根据 CT 确定血肿在头颅表面的投影位置和钻孔部位确定，骨窗范围以 3cm 左右为宜，采用显微镜下清除血肿。主要优点是能提供良好的照明，可尽量避开脑重要功能区和血管，使脑组织得到最大限度的保护，提高了手术的安全性，同时避免了传统开颅手术创伤大的缺点。但该术式对显微手术条件要求较高，不易在基层医院广泛开展，术野过于狭窄和术中止血困难，难以完全吸除深部血肿，不易控制深部及血肿腔侧壁出血，不适合中线明显移位、血肿量较大患者。国内一项多中心单盲研究显示，小骨窗血肿清除术预后优于传统骨瓣开颅血肿清除，可以降低手术病死率与致残率。

3. **立体定向骨孔血肿抽吸术**　随着立体定向及 CT 引导定位的发展，术中采用了钻孔血肿引流术，将穿刺针或吸引管精确置于血肿腔内，行血肿直接吸除、血肿破碎吸除、血肿腔内注入重组组织型纤溶酶原激活物（rtPA）溶解引流等。穿刺吸除血肿的方法适用于各个部位的血肿，特别是深部血肿，如丘脑出血、破入脑室的出血等。该方法可在局部麻醉下进行，操作简单易行，损伤小,手术往往可迅速吸出其液体部分,缓解占位效应,并可应用纤溶药物溶解引流脑内残余血肿。其缺点也比较明显,如无法直视下止血,容易误伤皮质血管造成出血,不易控制较大出血,对大血肿处理较困难,而且不能一次迅速排除大部分血肿,减压效果有时不满意。该手术适合于有严重其他疾病不能耐受全身麻醉手术的患者。

4. 神经内镜血肿清除术 利用神经导航技术的准确性和内镜手术的微侵袭性,神经内镜技术的应用和成熟为 HICH 的微创手术提供了更多的选择。神经导航技术引导下钻孔,将神经内镜(neuroendoscope)导入血肿腔,通过反复冲洗抽吸清除血肿,术后置管引流。该术式比较适合于以下部位的血肿:①壳核的中小型血肿;②位置比较深的血肿,如丘脑部位;③脑室内的血肿;④不能耐受全身麻醉的高危患者。其优点是避免了因开骨瓣所致的脑组织移位,术前 CT 可使血肿定位更精确,减少血肿的遗漏。直视下完成手术操作,能有效止血,避免了手术操作的盲目性和不必要的损伤。手术操作相对简单,定位精确,脑损伤轻微。与穿刺血肿引流术相比,患者神经功能恢复更好、更快且对有活动性出血者可随时止血。但也存在一定的局限,如内镜可视范围有限,"鱼眼效应"等造成所观察到的图像不能代表真实的位置和大小,易造成错觉,手术空间小,视野狭窄,难以观察血肿全貌而致血肿清除不彻底,凝血块易使视野模糊而影响可见度和手术操作,内镜操作通道只通过一种手术器械,不易控制较大出血,对大的血肿处理较困难等。20世纪80年代Auer等率先应用神经内镜清除脑内血肿获得成功,开辟了脑内血肿清除手术治疗的新途径,国内内镜神经外科在HICH中的应用近年也得到了较快的发展。神经内镜在临床的广泛应用,已逐渐成为安全可靠的清除HICH脑内血肿的重要工具。但目前有关的临床随机对照研究很少,对其在HICH中应用的效果有待进一步的临床研究来提升手术疗效。

四、术后处理

(一)血压控制

脑出血早期血压过高存在血肿扩大的风险,应迅速控制血压。出血急性期血压控制的主要目的是降低再出血或脑梗死的概率,并最大限度地降低心脑血管疾病的总体风险。过高的血压或血压波动较大可能引起再次出血,低血压或血压下降幅度过大可能引起脑梗死,低血压、高血压或较大的血压波动都可能引起脑水肿。目标是将所有高血压患者的血压降至140/90mmHg以下。对于糖尿病以及高危或极高危患者,如有相关临床疾病(脑卒中、心肌梗死、肾功能不全、蛋白尿)的患者,目标血压应至少降至130/80mmHg以下。降压指征为:血压≥200/110mmHg时,应立即静脉给予降压药降压;收缩压在180~200mmHg,舒张压在105mmHg以上,降颅内压的同时可行静脉降血压治疗,后换用口服降压药;收缩压为160~180mmHg或舒张压为90~105mmHg,先降颅内压,严密观察血压情况的变化,酌情使用降压药;收缩压<160mmHg或舒张压<90mmHg,治疗颅内高压,不

需降血压治疗。

降压药物的选择要遵循个体化原则,在降血压治疗的同时,也应积极降低颅内压。采用分阶段降压,每个阶段降压的范围不超过入院血压的20%,每个阶段降压后维持6~8小时。保持平稳降压,避免大幅度过快降压和血压大幅度波动。治疗过程中应尽量减少含钠盐水的静脉注入。

根据患者具体状况确定给药方式,急性期先静脉给药,迅速控制高血压,逐步过渡到口服给药。用药时应充分考虑患者的情况:是否存在心血管危险因素,有无其他靶器官损害、临床心血管病、肾病及糖尿病,有无其他伴随疾病影响某种降压药物的应用,所用的药物是否有相互作用,以及患者长期治疗的经济承受能力如何等。

(二)感染控制

1. **颅内感染** 颅内感染为术后并发症之一,一般术后5~7天发生率高,症状为持续性高热、头痛、呕吐等颅内压增高表现,意识障碍加重等,体征可伴有颈抵抗等脑膜刺激征阳性,腰椎穿刺脑脊液检查有助于明确诊断。

颅内感染的预防和治疗如下。

(1)加强手卫生管理等院内感染防控措施。

(2)无论是开颅手术还是日常操作,如腰椎穿刺、腰大池置管、切口换药等,均应严格遵守无菌原则。

(3)规范各种神经外科引流管(侧脑室、腰大池、硬膜下、皮下等)的管理,注意留置时间,在条件允许时尽早拔管。

（4）确诊颅内感染后应选择有效的抗生素尽早开始治疗，注意相关标本的病原学检查。

（5）对症支持治疗：包括控制体温、加强营养支持治疗、稳定机体内环境、控制血糖水平、提高患者免疫力等。

2. **肺部感染**　脑出血患者多存在神经活动障碍或者意识障碍，其往往导致吞咽、咳嗽等反射减弱，需长期卧床，存在误吸高风险等，并发肺部感染的发生率相当高，成为影响患者病死率的重要因素。肺部感染易感因素如下。

（1）吞咽、咳嗽反射功能障碍，排痰困难，易出现误吸。

（2）年龄：年龄>60岁。

（3）脑出血后，营养状况差，免疫力下降，抵抗力差。

（4）体位：脑出血患者因意识障碍长期卧床，易出现坠积性肺炎，与仰卧位相比，半卧位（床头抬高45°）可降低肺部感染的发生。

（5）气管插管和机械通气：人工气道和机械通气是脑出血后肺部感染的重要危险因素。

（6）肠内营养：管饲喂养是肺部感染的危险因素，可能与胃内容物反流误吸有关，胃造瘘术可使肺部感染发生率降低。

（7）镇静药的使用：镇静药是肺部感染的危险因素，应避免长期、过度使用。

（8）应激性溃疡预防药物：质子泵抑制剂和 H_2 阻滞

剂（H_2RA）有加重或诱发医院获得性肺炎（HAP）的风险。

（9）手术时间长、严重脑损伤后可能合并急性呼吸窘迫综合征（ARDS）。

3. 肺部感染控制与呼吸道管理

（1）保持呼吸道通畅，必要时建立人工气道。

（2）加强体位引流、胸部叩拍、呼吸锻炼、支气管镜吸痰、痰痂清除等，以促进痰液的引流排出。

（3）确立可靠病原学诊断，参考药敏或血药浓度等相关测定，制订或调整有效的抗生素治疗方案。

（4）加强全身营养支持，增强免疫。

（5）切实执行无菌操作制度，加强手卫生等院内感染防控措施，减少院内感染。

（三）体温控制

1. 体温升高的原因

（1）颅内血肿刺激：脑室内出血，蛛网膜下腔出血。

（2）感染：颅内感染，肺部感染。

（3）中枢性高热：脑干出血，脑疝后。

2. 体温升高的危害

（1）加重脑水肿，升高颅内压。

（2）耗氧量增加，加重继发性神经功能损害。

（3）加快机体代谢，加重对机体功能的损害。

3. 降温措施 包括治疗感染、药物降温、物理降温、冰毯机降温等。降温目标是将体温尽量控制在37℃以下的正常范围内。

亚低温治疗的目的是降低脑氧代谢率、减少有害物质的释放、减少脑梗死的面积、减轻脑水肿和降低颅内压等。目前临床上主要采用的是体表物理降温与冬眠药物相结合的方法;运用冬眠合剂的目的是减少肌松药的用量,对实施亚低温治疗的患者应该尽早行气管切开,以保持呼吸道通畅,留置深静脉导管保持静脉通畅。原则上先予肌松药或冬眠合剂治疗后降温,使用肌松药后给予完全机械通气,再给予冰毯及冰帽并通过降温仪进行降温。亚低温治疗适应证有中枢性高热、脑疝及脑干受损、下丘脑损伤、急性脑水肿脑肿胀等;禁忌证有多器官功能衰竭、休克、高龄。不推荐长时间应用亚低温治疗,其并发症发生率较高,包括肺部并发症、感染、凝血和电解质问题等。

(四)内环境稳定

1. 内环境紊乱的原因

(1)摄入不足:意识障碍、吞咽困难或消化道出血等原因。

(2)丢失过多:因颅内压增高等因素引起频繁呕吐,高热、自主神经功能障碍等引起大量出汗;渗透性利尿药的运用。

(3)神经内分泌功能障碍。

2. 内环境紊乱的相关处理

(1)电解质紊乱的处理:高钠血症常见于脑卒中合并肾功能不全、高热及气管切开术后的患者,可予5%葡萄糖液或温开水口服,有酸中毒可酌情补碱。低钾血症患者应及时补钾,对于禁食患者除补充每日生理需要量外,还需额外补足因应用利尿药所丢失的钾。每日的出入量应保持平衡,入量应根据尿量进行调整[尿量+500ml(不显性失水估计量),发热患者体温每升高1℃大约需增加300ml]。高钾血症主要见于肾功能不全伴少尿的脑卒中患者,可予限钾饮食,合并使用胰岛素和葡萄糖、钙通道阻滞剂,必要时行透析疗法。体液维持轻度负平衡(300~500ml),进行中心静脉压监测,保持在5~12mmHg。

(2)血糖控制:无论有无糖尿病的脑出血(ICH)患者,发病后高血糖都能预测28天病死率的增高。脑出血后的高血糖被认为是发病前糖尿病性血糖代谢的一种表现或一种应激反应,或者与其他机制有关。血糖目标值是显著升高的血糖应降至16.63mmol/L(300mg/dl)以下。

(五)上消化道出血

应激性溃疡致上消化道出血是脑出血常见并发症之一。患者出现呕血、黑粪、头晕、面色苍白、心率增快、血压降低等周围循环衰竭征象,急性上消化道出血诊断基本成立。

为预防应激性溃疡所致的上消化道出血,可常规应用抗酸药进行预防。约80%的消化性溃疡及应激性溃疡患者出血会自行停止,再出血或持续出血的患者病死率较高,治疗通常采用内镜下止血、使用抗酸药[如质子泵抑制剂(PPI)和H_2阻滞剂(H_2RA)]。诊断明确后可用大剂量PPI,如奥美拉唑、泮托拉唑、兰索拉唑、雷贝拉唑、埃索美拉唑等。低危患者可用H_2RA,如西咪替丁、雷尼替丁、法莫替丁等。以上药物治疗效果欠佳还可用生长抑素等。

（六）营养支持

高血压脑出血术后,很多患者因各种原因致摄入量不足而营养不良,出现低蛋白血症、免疫功能减退、组织修复能力下降、器官功能障碍等。术后营养支持的适应证是:①多数术前营养不良的患者术后需给予营养支持;②部分患者术后胃肠功能恢复缓慢,2~3天不能恢复正常饮食者;③手术创伤大,恢复较缓,短期内不能恢复正常饮食者。但并不是每一个术后患者都需要进行营养支持,一周内能恢复60%饮食的患者及无营养不良的患者都不需要营养支持,可根据NRS2002、Nutric评分等对其进行营养评估。

对于经评估后需给予营养支持的患者,建议早期开始营养支持,应在发病后24~48小时开始肠内营养,争取在48~72小时到达能量需求目标。营养途径以肠内营养为首选,辅之以肠外营养,以 $20\text{~}25\text{kcal}\cdot\text{kg}^{-1}\cdot\text{d}^{-1}$ 为营养目标,争取1周内达到,配方注意蛋白质和脂肪含量以及不同疾病基础特殊配方的选择。在营养支持治疗的过程中要注意及时监测并适当调整。

（七）抗癫痫

脑出血患者术后出现临床癫痫发作时,治疗方法应包括静脉用药以尽快控制癫痫发作。脑出血术后立即进行短期抗癫痫治疗可降低早期癫痫发作的风险,尤其是对于脑叶出血患者。所选预防药物在住院期间根据需要可静脉给药,如丙戊酸钠,在出院后改为口服的抗癫痫药。

（林福鑫　方文华　康德智　游潮）

参 考 文 献

[1] LIU M, WU B, WANG W Z, et al. Stroke in China: epidemiology, prevention, and management strategies [J]. Lancet Neurol, 2007, 6 (5): 456-464.

[2] ZIAI W C, PORT J D, COWAN J A, et al. Decompressive craniectomy for intractable cerebral edema: experience of a single center [J]. J Neurosurg-Anesthesiol, 2003, 15 (1): 25-32.

[3] SCHALLER B, GRAF R, SANADA Y, et al. Hemodynamic and metabolic effects of decompressive hemicraniectomy in normal brain. An experimental PET study in cats [J]. Brain Res, 2003, 982 (1): 31-37.

[4] FEWEL M E, THOMPSON B G, HOF J T. Spontaneous intracerebral hemorrhage: a review [J]. Neurosurg Focus, 2003, 15: 1.

[5] HICKENBOTTOM S L, GROTTA J C, STRONG R, et al. Nuclear factor-kappa B and cell death after experimental intracerebral hemorrhage in rats [J]. Stroke, 1999, 30: 2472-2478.

[6] TAO W D, KONG F Y, HAO Z L, et al. One-year case fatality and disability after posterior circulation infarction in a Chinese hospital-based stroke study [J]. CerebrovascDis, 2010, 29 (4): 376-381.

[7] MCKISSOCK W, RICHARDSON A, TAYLOR J. Primary intracerebral hemorrhage, A controlled trial of surgical and conservative treatment in 180 unselected cases [J]. Lancet, 1961, 2: 221-226.

[8] MORGENSTERN L B, FRANKOWSKI R F, SHEDDEN P, et al. Surgical treatment of intracerebral hemorrhage (STICH): a singlecenter, randomized clinical trial [J]. Neurology, 1998, 51 (5): 1359-1363.

[9] TAN S H, NG P Y, YEO T T, et al. Hypertensive basal ganglia hemorrhage: a prospective study comparing surgical and nonsurgical management [J]. Surg Neurol, 2001, 56 (5): 287-293.

[10] WANG K, LI H, LIU W, et al. Seasonal variation in spontaneous intracerebral hemorrhage frequency in Chengdu, China, is independent of conventional risk factors [J]. J Clin Neurosci, 2013, 20 (4): 565-569.

[11] ZAN X, LI H, LIU W, et al. Endoscopic surgery versus conservative treatment for the moderate-volume hematoma in spontaneous basal ganglia hemorrhage (ECMOH): study protocol for a randomized

controlled trial [J]. BMC neurology, 2012, 12: 34.

［12］LI Q, YANG C H, XU J G, et al. Surgical treatment for large spontaneous basal ganglia hemorrhage: retrospective analysis of 253 cases [J]. British journal of neurosurgery, 2013, 27 (5): 617-621.

［13］方媛, 游潮, 张世洪. 自发性脑出血急性期高血糖与预后的关系 [J]. 中国脑血管病杂志, 2011, 8 (4): 172-174.

［14］王昆, 李浩, 刘文科, 等. 中国四川地区脑出血发病的时间生物学特点及机制探讨 [J]. 中华神经外科杂志, 2011, 27 (8): 759-763.

［15］游潮, 刘鸣, 李浩. 高血压脑出血诊治中的若干问题 [J]. 中国脑血管病杂志, 2011, 8 (4): 169-171.

［16］李浩, 张帆, 游潮. 高血压脑出血手术适应证分析及疗效探讨 [J]. 中华神经外科杂志, 2011, 27 (3): 240-243.

［17］刘文科, 李浩, 方媛, 等. 原发性脑室内出血 47 例前瞻性临床研究报告 [J]. 中华神经外科杂志, 2011, 27 (8): 768-770.

［18］李浩, 刘文科, 游潮. 高血压丘脑出血的治疗探讨及疗效分析 [J]. 中华神经外科杂志, 2011, 27 (8): 764-767.

［19］李浩, 李国平, 游潮. 高血压脑干出血显微手术治疗 21 例临床分析 [J]. 中华神经外科杂志, 2007, 23 (12): 944-945.

［20］李浩, 陈兢, 游潮. 脑干海绵状血管瘤手术治疗 13 例临床分析 [J]. 中华神经外科杂志, 2009, 25 (1): 39-41.

［21］游潮, 李浩. 进一步重视和规范高血压脑出血的外科治疗 [J]. 中华神经外科杂志, 2011, 27 (8): 757-758.

［22］蒋艳, 李浩, 游潮. 超高龄自发性脑出血临床分析 [J]. 中华神经外科杂志, 2011, 27 (8): 775-777.

［23］李云辉, 林中平, 黄建龙, 等. 超早期锁孔血肿清除术治疗高血压基底核出血 24 例 [J]. 中国危重病急救医学, 2005, 17 (5): 312.

［24］赵继宗, 周定标, 周良辅, 等. 2464 例高血压脑出血外科治疗多中心单盲研究 [J]. 中华医学杂志, 2005, 85 (32): 2238-2242.

［25］ROHDE V, ROHDE I, REINGES M H, et al. Frameless stereotactically guided catheter placement and fibrinolytic therapy for spontaneous intracerebral hemotomas: technical aspects and initial clinical results [J]. Minim Invasive Neurosurg, 2000, 43 (1): 9-17.

［26］BRODERICK J P, ADAMS H P Jr, BARSAN W, et al. Guidelines for the management of spontaneous intracerebral hemorrhage: a statement for healthcare professionals from a special writing group of the Stroke Council American Heart Association [J]. Stroke, 1999, 30 (4): 905-915.

[27] AUER L M, DEINSBERGERW, NIEDERKON K, et al. Endoscopic surgery versus medical treatment for spontaneous-intracerebral hematoma: a randomized study [J]. J Neurosurg, 1989, 70 (4): 530-535.

[28] NISHIHARA T, TERAOKA A, MORITA A, et al. A transparent sheath for endoscopic surgery and its application in surgical evacuation of spontaneous intracerebral hematomas. Technical note [J]. J Neurosurg, 2000, 92 (6): 1053.

[29] 王德江, 王硕, 赵元立, 等. 高血压脑出血外科治疗近期预后多因素分析 [J]. 中华医学杂志, 2005, 85 (44): 3118-3122.

[30] 张尚华, 王光第, 马骥超, 等. 高血压性壳出血的简易立体定向穿刺术的研究 [J]. 中国医刊, 2005, 40 (40): 614-615.

[31] 金晓烨, 贺丽, 王建祯. 微创碎吸术治疗高血压脑出血及血肿内炎症细胞因子动态变化的意义 [J]. 中国急救医学, 2005, 25 (6): 416-418.

[32] 杨昭坚. 高血压脑出血微侵袭手术治疗现状 [J]. 广西医学, 2005, 27 (7): 1050-1052.

[33] 李兆申, 湛光保. 急性非静脉曲张性上消化道出血诊治指南 (草案) [J]. 中华内科杂志, 2005, 40 (1): 73-76.

[34] THIEX R, TSIRKA S E. Brain edema after intracerebral hemorrhage: mechanisms, treatment options, management strategies, and operative indications [J]. Neurosurg Focus, 2007, 22 (5): 1-7.

[35] DIRINGER M N, EDWARDS D F. Admission to a neurologic neurosurgical intensive care unit is as sociated with reduced mortality rate after intracerebral hemorrhage [J]. Crit Care Med, 2007, 29 (5): 635-640.

[36] ANDERSON C S. Medical management of acute intracerebral hemorrhage [J]. Curr Opin Crit Care, 2009, 15 (2): 9-8.

[37] ELLIOTT J, SMITH M. The acute management of intracerebral hemorrhage: a clinical review [J]. AnesthAnalg, 2010, 110 (5): 1419-1427.

[38] SUTHERLAND G R, AUER R N. Primary intracerebral hemorrhage [J]. Journal of Clinical Neuroscience, 2006, 13 (5): 511-517.

[39] MARCHUK G, KAUFMANN A M. Spontaneous supratentorial intracerebral hemorrhage: therole of surgical management [J]. Canadian Journal of Neurological Sciences, 2005, 32 (Suppl2): S22-30.

[40] MORGENSTERN L B, HEMPHILL J C, ANDERSON C, et al. Guidelines for the Management of Spontaneous Intracerebral Hemorrhage. a Guideline for Healthcare Professionals from the American Heart Association/American Stroke Association [J]. Stroke, 2010, 41 (9): 2108-2129.

[41] ZIA E. Blood pressure in relation to the incidence of cerebral infarction and intracerebral hemorrhage. Hypertensive hemorrhage: debated nomenclature is still relevant [J]. Stroke, 2007, 38 (10): 2681-2685.

[42] THOMPSON K M, GERLACH S Y, JORN H K, et al. Advances in the care of patients with intracerebral hemorrhage [J]. Mayo Clin Proc, 2007, 82 (8): 987-990.

[43] NAKANO T, OHKUMA H, EBINA K, et al. Neuroendoscopic surgery for intracerebral hemorrhage: comparis on with traditional therapies [J]. Minim Invasive Neurosurg, 2003, 46 (5): 278-283.

[44] CHO D Y, CHEN C C, CHANG C S, et al. Endoscopic surgery for spontaneous basal ganglia hemorrhage: comparing endoscopic surgery, stereotactic aspiration, and craniotomy in noncomatose patients [J]. Surg Neurol, 2006, 65 (6): 547-555.

[45] NISHIHARA T, MORITA A, TERAOKA A, et al. Endoscopy-guided removal of spontaneous intracerebral hemorrhage: comparison with computer tomography-guided stereotactic evacuation [J]. ChildsNervSyst, 2007, 23 (6): 677-683.

[46] MAYER S A, BRUN N C, BEGTRUP K, et al. Efficacy and safety of recombinant activated factor VII for acute intracerebral hemorrhage [J]. N Engl J Med, 2008, 358 (20): 2127-2137.

[47] TUHRIM S. Intracerebral hemorrhage-improving outcome by reducing volume？ [J]. N Engl J Med, 2008, 358 (20): 2174-2176.

[48] MURTHY J M, CHOWDARY G V, MURTHY T V, et al. Decompressive craniectomy with clot evacuation in large hemispheric hypertensive intracerebral hemorrhage [J]. Neurocrit Care, 2005, 2 (3): 258-262.

[49] STEINER T, ROSAND J, DIRINGER M. Intracerebral hemorrhage

associated with oral anticoagulant therapy: current practices and unresolved questions [J]. Stroke, 2006, 37 (1): 256-262.

[50] MENDELOW A D, UNTERBERG A. Surgical treatment of intracerebral hemorrhage [J]. Curr Opi crit Care, 2007, 13 (2): 169-174.

[51] LIU M, WU B, WANG W Z, et al. Stroke in China: epidemiology, prevention, and management strategies [J]. Lancet Neurol, 2007, 6 (5): 456-464.

[52] RABINSTEIN A A, WIJDICKS E F. Surgery for intracerebral hematoma: the search for the elusive right candidate [J]. Rev Neurol Dis, 2006, 3 (4): 63-72.

[53] FLINT A C, ROEBKEN A, SINGH V. Primary intraventricular hemorrhage: yield of diagnostic angiography and clinical outcome [J]. Neurocrit Care, 2008, 8 (3): 330-336.

[54] GIRAY S, SEN O, SARICA F B, et al. Spontaneous primary intraventricular hemorrhage in adults: clinical data, etiology and outcome [J]. Turk Neurosurg, 2009, 19 (4): 338-344.

[55] HALLEVI H, ALBRIGHT K C, ARONOWSKI J, et al. Intraventricular hemorrhage: Anatomic relationships and clinical implications [J]. Neurology, 2008, 70 (11): 848-852.

[56] MENDELOW A D, GREGSON B A, FERNANDES H M, et al. Early surgery versus initial conservative treatment in patients with spontaneous supratentorial intracerebral haematomas in the International Surgical Trial in Intracerebral Haemorrhage (STICH): a randomised trial [J]. Lancet, 2005, 365 (9457): 387-397.

第七章

自发性蛛网膜下腔出血

第一节　概　述

蛛网膜下腔出血(subarachnoid hemorrhage, SAH)是一种常见脑血管病,自发性 SAH 每年的发病率约为10.5/10 万。但是自发性 SAH 的发病率存在地域差异,各组统计数据差异很大,1997 年统计数据指出,中国、印度和中东地区的发病率最低,为每年 1/10 万 ~2/10 万,日本和芬兰发病率较高,为每年 26.4/10 万 ~96.1/10 万,北美每年约有 2.8 万人罹患自发性 SAH,其中导致死亡或伤残者 1.8 万人。

一、病因及流行病学特点

自发性 SAH 的病因很多,国内外均有各类总结及报道,主要包括颅内动脉瘤、动静脉畸形、高血压动脉硬化、烟雾病、脑静脉窦血栓及各类血液病、过敏性疾病、感染、中毒、肿瘤等。另有约 1/10 的患者原因不明,称为良性SAH,此类患者出血多集中于中脑周围,因此又称为中脑周围蛛网膜下腔出血(perimesencephalic subarachoid hemorrhage，PNSH）。国家"十一五"攻关课题——《蛛网膜下腔出血与脑动脉瘤的诊断与治疗的规范化研究》对国内自发性 SAH 病因进行了大规模回顾性研究，结果显示我国自发性 SAH 的首要病因为颅内动脉瘤（77%）。而在非动脉瘤性 SAH 中以 PNSH 为主（9.7%），其次为脑动静脉畸形（arterio-venous malformation，AVM）（8.5%），烟雾病（8.0%），动脉狭窄、动脉硬化或闭塞（4.0%），硬脑膜动静脉瘘（dural arterio-venous fistula，DAVF）（2.8%）。这一统计结果与国外文献报道基本相符。

　　脑动脉瘤破裂引起 SAH 是最为常见，也是最具有致死性的病因。脑动脉瘤是由于动脉壁局部病变导致其结构破坏后薄弱，局部向外膨出，形成永久性的局限性扩张，其年发生率为 6.0~35.3/10 万，其中高发生率见于芬兰和日本，低发生率见于非洲、印度、中东地区和中国。引起地区发生率差异的原因不清楚，可能与环境、饮食、遗传或医疗卫生条件等有关。大组尸体解剖发现，成人未破裂脑动脉瘤发生率为 1%~6%，其中大多数动脉瘤很小。成人脑血管造影中脑动脉瘤（无症状）发现率为 0.5%~1.0%。脑动脉瘤可见于任何年龄，但以50~69 岁年龄组好发，约占总发生率的 2/3。女性较男性稍多发，前者约占 56%。但是在 50 岁以前，男性多于女性，50 岁以后则女性多见。

　　脑动脉瘤破裂导致的 SAH 是常见的高致死致残性的脑血管疾病。综合文献报道，脑动脉瘤患者首次破裂出血的病死率，在入院前为 15%~30%，入院第 1 天为32%，第 1 周为 41%，第 1 个月为 56%，第 6 个月为

60%。其再出血率在 48 小时内达高峰,约为 6%,继以每天递增 1.5%,2 周累计为 21%,以后出血率趋于下降,年出血率为 3.5%。再出血的病死率明显增高,第 2 次出血和第 3 次出血的病死率分别为 65% 和 85%。

二、危险因素

自发性 SAH 发病的相关危险因素很多,目前较为确定的危险因素包括吸烟、高血压、可卡因及酗酒。此外,在一级亲属中存在罹患自发性 SAH 者也可被视为高风险因素。吸烟与自发性 SAH 的发病有密切联系,并成量效依赖关系。吸烟者发生自发性 SAH 的危险系数为不吸烟者的 11.1 倍。酗酒也是自发性 SAH 的好发因素,同样成量效依赖关系,再出血和血管痉挛的发生率显著升高。高血压及高血脂同样被视为重要的危险因素,并与吸烟具有协同性。文献报道,高血压患者同时吸烟,发生自发性 SAH 的危险性比不吸烟且无高血压的正常人高 15 倍。但近些年的研究结果显示,尽管在近 30 年内控制"三高"的药物得到飞速发展,但自发性 SAH 的发病率并未随之下降。因此,现代的观点认为短时间内的血压波动可能才是自发性 SAH 真正的危险因素。拟交感类药物使用者易患自发性 SAH,例如,可卡因可使其发病年龄提前至 30 岁左右。口服避孕药可能与大龄女性自发性 SAH 的发病率有一定相关性,特别是同时患高血压病的吸烟女性。此外,饮食习惯可能与自发性 SAH 发病存在相关性,一项芬兰的流行病学研究提示,过多服用酸酪乳可能会增加发生自发性

SAH 的危险,而食用蔬菜则具有保护作用。妊娠是否增加自发性 SAH 的发病率,目前尚有争议。来自美国麻省总医院(Massachusetts General Hospital)的研究表明,约 15 000 名妊娠妇女中有 1 例发生自发性 SAH。但妊娠及分娩本身与自发性 SAH 并不具有明显的相关性,可能与妊娠期间发生高血压有关。激素水平可影响自发性 SAH 的发病率,尚未绝经且不服用避孕药物的女性罹患自发性 SAH 的危险性比相仿年龄已闭经的女性低。考虑雌激素可能具有保护作用。因此绝经期使用激素替代疗法可能会降低发生自发性 SAH 的危险性。

三、临床表现

　　SAH 是脑卒中引起猝死的最常见原因,许多患者死于就医途中,入院前病死率为 3%~26%。死亡原因有脑血管痉挛、脑室内出血、肺水肿及椎 - 基底动脉系统动脉瘤破裂等。即使送至医院,部分患者在明确诊断并得到专科治疗以前死亡。1985 年的文献报道,动脉瘤破裂后只有 35% 的患者在出现 SAH 后 48 小时内得到神经外科相应治疗。

(一)诱发因素

　　约有 1/3 的动脉瘤破裂发生于剧烈运动中,如举重、情绪激动、咳嗽、屏气排便、性生活等。如前所述,吸烟、饮酒也是 SAH 的危险因素。

(二)先兆表现

　　单侧眼眶或球后痛伴动眼神经麻痹是常见的先兆,头痛频率、持续时间或强度改变往往也是动脉瘤破裂的先兆,见于 20% 的患者,有时伴恶心、呕吐和头晕症状,但脑膜刺激征和畏光症少见。通常由少量蛛网膜下腔渗血引起,也可因血液破入动脉瘤夹层,瘤壁急性扩张或缺血,发生于真正 SAH 前 2 小时至 8 周内。

（三）典型症状

1. **剧烈头痛**　头痛是最为常见的症状,占所有 SAH 患者的 97%,表现为骤发劈裂般剧痛。患者多表述为"此生最剧烈的头痛"。疼痛遍及全头或前额、枕部,再延及颈、肩腰背和下肢等。Willis 环前部动脉瘤破裂引起的头痛可局限在同侧额部和眼眶。屈颈、活动头部和 Valsalva 试验以及声响和光线等均可加重疼痛,安静卧床可减轻疼痛。在此之前,60%~70% 的患者还诉有可忍受的中至重度头痛,此时称为"前哨痛"或"预警痛",提示动脉瘤局部渗血或增大。约 20% 的患者头痛发作前常有诱因,如剧烈运动、屏气动作或性生活。

2. 恶心呕吐、面色苍白、出冷汗约 3/4 的患者在发病后出现头痛、恶心和呕吐。

3. **意识障碍**　见于半数以上患者,可短暂意识模糊至深度昏迷。17% 的患者在就诊时已处于昏迷状态。少数患者无意识改变,但有畏光、淡漠、怕响声和振动等。

4. **精神症状**　表现有谵妄、木僵、定向障碍、虚构和痴呆等。

5. **癫痫**　见于 20% 的患者,多见为大脑中动脉动脉瘤或合并出现较为大的颅内血肿的 SAH 患者,以大发作为多见。

（四）典型体征

SAH 的典型体征,即动脉瘤破裂出血引起的 SAH 体征。

1. 脑膜刺激征　约 1/4 的患者可有颈痛和颈项强直。在发病数小时至 6 天出现,但以 1~2 天最为多见。克尼格征(Kernig sign)较颈项强直多见。

2. 单侧或双侧锥体束征。

3. 眼底出血　可为视网膜、玻璃体膜下或玻璃体内出血(Terson 综合征)。多见于前交通动脉瘤破裂,因颅内压增高和血块压迫视神经鞘,引起视网膜中央静脉出血。此征有特殊意义,因为在脑脊液恢复正常后它仍存在,是诊断蛛网膜下腔出血的重要依据之一,也是患者致盲的重要原因。

4. 局灶体征　较少出现,可有一侧动眼神经麻痹、单瘫或偏瘫、失语、感觉障碍、视野缺损等,可提示原发病变的部位或由血肿、脑血管痉挛所致。

（五）非典型表现

1. 少数患者起病时无头痛,表现为恶心、呕吐、发热和全身不适或疼痛,另一些患者表现为胸背痛、腿痛、视力和听觉突然丧失等。

2. 老年人 SAH 特点　①头痛少(< 50%)且不明显。②意识障碍多(>70%)且重。③颈项强直较克尼格征多见。

3. 儿童 SAH 特点　①头痛少,但一旦出现应引起重视。②常伴系统性病变,如主动脉弓狭窄、多囊肾等。

（六）破裂动脉瘤患者的临床分级

1956 年 Botterell 最早提出了针对不同症状及严重程度的 SAH 分级，旨在了解不同级别的手术风险差别。此后又出现了多种分级方法，其中应用最广泛的是 Hunt-Hess 分级。近来，以哥拉斯格昏迷评分（Glasgow coma score，GCS）为基础的世界神经外科医师联盟（World Federation of Neurosurgical Societies，WFNS）分级越来越受到重视。上述三种分级见表 7-1。通过临床分级可以有效地指导临床针对 SAH 患者治疗时机及治疗方式的选择，提高不同病情患者的治疗效率，对预后的评估也有极大的价值。但任何一个分级方法不可能十全十美，有待临床实践的验证及不断修改和完善。

表 7-1　自发性蛛网膜下腔出血的临床分级

级别	Botterell 分级（1956）	Hunt-Hess 分级（1968，1974）	世界神经外科医师联盟分级（1988）	
			GCS/分	运动功能障碍
1	清醒，有或无 SAH 症状	无症状或轻度头痛、颈项强直	15	无
2	嗜睡，无明显神经功能缺失	脑神经麻痹（如Ⅲ、Ⅳ）中至重度头痛，颈硬	13~14	无
3	嗜睡，神经功能丧失，可能存在颅内血肿	轻度局灶神经功能缺失，嗜睡或错乱	13~14	存在

续表

级别	Botterell 分级 (1956)	Hunt-Hess 分级 (1968,1974)	世界神经外科医师联盟分级 (1988)	
			GCS/分	运动功能障碍
4	因血肿出现严重神经功能缺失,老年患者可能症状较轻,但合并其他脑血管疾病	昏迷,中至重度偏瘫,去大脑强直早期	7~12	存在或无
5	濒死,去大脑强直	深昏迷,去大脑强直,濒死	3~6	存在或无

四、诊断与鉴别诊断

首先应明确有无 SAH。突然发作头痛、意识障碍和脑膜刺激征及相应神经功能损害症状者,应高度怀疑 SAH。及时进行头颅 CT 检查,必要时行腰椎穿刺,以明确出血。

对 SAH 前的先兆性头痛等症状应引起注意,并与偏头痛、高血压脑病和其他系统性疾病进行鉴别。

SAH 引起的突发剧烈头痛,需与以下疾病引起的头痛进行鉴别(表 7-2)。

表 7-2 突发剧烈头痛的鉴别诊断

头痛性质及来源		具体诊断
颅内	血管性	(1)SAH
		(2)垂体卒中
		(3)静脉窦栓塞
		(4)脑内出血
		(5)脑栓塞

续表

头痛性质及来源		具体诊断
颅内	感染	(1)脑膜炎 (2)脑炎
	由新生物或脑脓肿引起的颅内压增高	
良性头痛		(1)偏头痛 (2)紧张性头痛 (3)感染性头痛 (4)良性疲劳性头痛 (5)与兴奋有关的头痛
来自脑神经的头痛		(1)由于肿瘤、动脉瘤、Tolosa-Hunt征、Raeder 三叉神经痛、Gradenigo征引起的脑神经受压或炎症 (2)神经痛：①三叉神经；②舌咽神经
颅内牵涉痛		(1)眼球：①球后神经炎；②青光眼 (2)鼻窦炎 (3)牙周脓肿、颞下颌关节炎
系统性疾病		(1)恶性高血压 (2)病毒性疾病 (3)颈段脊髓 AVF 可引起 SAH。对 DSA 颅内检查阴性者应做脊髓血管造影

从临床表现鉴别 SAH 和颅内出血或缺血性脑卒中有时较为困难。一般有脑膜刺激症状、缺少局灶性神经系统症状和年龄较轻(小于 60 岁)，SAH 的可能性较大。突发头痛和呕吐并不是 SAH 的特有症状，常不能以此作为与颅内出血或缺血性脑卒中鉴别诊断的依据。SAH 患者的癫痫发生率与颅内出血患者相似,但缺血性

脑卒中患者较少发生癫痫。

临床怀疑自发性 SAH 后的诊断流程见图 7-1。

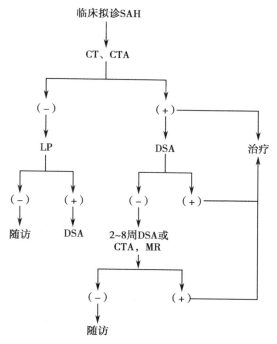

图 7-1　自发性蛛网膜下腔出血诊断流程

CT:computed tomography,计算机断层扫描;CTA:CT angiography,计算机体层血管成像;LP:lumbar puncture,腰椎穿刺;DSA:digital substraction angiography,数字减影血管造影;MR:magnetic resonance,磁共振。

确诊自发性 SAH 后,应行 SAH 病因诊断,主要以脑血管造影或 3D-CTA 进行筛查。

但第一次脑血管造影可有 15%~20% 的患者不能发现阳性结果,称为"血管造影阴性 SAH"。其中又有

21%~68% 的患者在 CT 平扫时只表现为脑干前方积血，称为"中脑周围蛛网膜下腔出血"，这是一种较为特殊的预后良好的自发性 SAH，在自发性 SAH 中约占 10%，与血管造影阳性的患者相比，年龄偏小，男性较多，临床分级较好，CT 示出血仅位于脑干前方，不累及脑沟和脑室，再出血和出血后血管痉挛发生少，预后良好。目前原因不明，可能由静脉出血引起。但椎 - 基底动脉系统动脉瘤破裂出血也可有相似的头颅 CT 表现，故不能轻易诊断为"中脑周围蛛网膜下腔出血"。

对脑血管造影阴性的 SAH 患者应在 2 周左右重复脑血管造影，文献报道再次造影病因的检出率为 2%~22%。

当 SAH 患者脑血管造影显示为多发动脉瘤时，应进一步识别责任动脉瘤，以下几点可供参考。

1. 除外硬膜外动脉瘤。

2. CT 影像显示局部 SAH。

3. 在血管造影上破裂动脉瘤附近有血管痉挛或占位效应。

4. 动脉瘤呈分叶状或有子瘤形成。

5. 与小而规则的动脉瘤相比，大而不规则的动脉瘤较易破裂。

6. 定位体征有助诊断。

7. 重复血管造影可见动脉瘤增大和局部血管形态学改变。

8. 选择最可能破裂的动脉瘤，如前交通动脉瘤。

9. 最大、最近端的动脉瘤破裂的可能性最大。

五、常见并发症

（一）神经系统并发症

1. **迟发性脑缺血**（delayed cerebral ischemia，DCI） DCI 及其继发的脑梗死是 SAH 后最为严重的并发症。66% 的 SAH 患者可在影像学上找到血管痉挛的证据，但 DCI 的发生率为 42%~46%。症状性脑血管痉挛（cerebral vascular spasm，CVS）是 DCI 最为常见的原因。CVS 并伴有脑血管侧支循环不良的情况下，区域性脑血流（regional cerebral blood flow，rCBF）$< 18~20ml \cdot 100g^{-1} \cdot dl^{-1}$，可引起 DCI。但并非所有的 DCI 均由 CVS 造成，一些非 CVS 因素正逐步受到重视。其中因微血管血栓形成及延长皮质传导障碍（prolonged cortical spreading depression，PCSD）等因素已被多项研究证明与 DCI 相关。Stein SC（2006）等通过对发生 DCI 及未发生 DCI 的 SAH 死亡患者进行尸检后发现，DCI 组患者毛细血管内存在更多的微小凝血块，提示微血栓形成可能在 DCI 的发生发展中起重要作用。事实上，研究者们也发现，在发病前长期服用阿司匹林的患者发生 DCI 的风险显著降低。也有研究表明，肝素可以预防破裂脑动脉瘤介入治疗后 DCI 的发生率。另一个 DCI 可能的机制是 PCSD。Dreier JP（2006）等使用皮质电描记法对 18 例经开颅动脉瘤手术的 SAH 患者进行术后皮质传导去极化检测后发现，72% 的患者发生反复皮质去极化，该现象与继发 DCI 密切相关，其阳性及阴性预测值范围分别达到 86% 和 100%。

DCI 临床表现：①前驱症状，SAH 的症状经治疗或休息而好转后又出现或进行性加重，血白细胞持续增高，持续发热。也有研究表明术前外周血白细胞较高可以预测术后 DCI 出现的可能性。②意识由清醒至嗜睡或昏迷。③局灶体征，取决于脑缺血的部位。例如：颈内动脉和大脑中动脉分布区，可出现偏瘫伴或不伴感觉减退或偏盲；大脑前动脉受累可出现识别和判断能力降低、下肢瘫、不同程度意识障碍、无动性缄默等；椎 - 基底动脉者则引起锥体束征、脑神经征、小脑征、自主神经功能障碍、偏盲或皮质盲等。上述症状多发展缓慢，经数小时或数天才达高峰，持续 1~2 周逐渐缓解，少数发展迅速，预后差。

DCI 的诊断：一旦出现上述临床表现，即应做头颅 CT，排除再出血、血肿、脑积水等，并做 TCD 和脑血管造影进行诊断。CT 显示脑梗死有助于诊断，更有助于 DCI 的早期诊断。此外，也应排除水电解质紊乱、肝肾功能障碍、肺炎和糖尿病等全身系统疾病，可行相应检查。

2. **癫痫**　SAH 后癫痫的发生率为 21%~26%，是提示预后不良的独立预测因子。癫痫的风险因素包括高级别 SAH、较大量的脑池内积血、动脉瘤再破裂等。一旦出现癫痫，应及时复查 CT 以明确是否有再出血，同时行内环境检测排除代谢性原因。癫痫发作时由于脑血容量增加，可引起脑肿胀。由于 SAH 后本身有严重的脑水肿，颅内顺应性减小，癫痫引起的颅内压升高将进一步加重脑缺血，并可能进展为不可逆的脑梗死。同时因癫痫造成的抽搐本身可引起低氧血症、高碳酸血症、酸中毒、误吸和肺炎。

3. 再出血　再出血是 SAH 患者致死致残的主要原因，病死率可高达 70%~90%。首次出血后 24 小时为再出血高峰，有 4% 的患者出现再出血，之后再出血率降至每天 1.5%，2 周内累计再出血危险性达到 19%。既往研究显示 SAH 后 1 周内再出血的风险最高，尤以出血后 1 小时为甚，而 39% 的再出血发生在 2 小时内。高血压、动脉瘤体积较大、高龄、女性及临床分级较高等均为再出血的高危因素。

4. 脑积水　出血急性期脑积水发生率为 15%~87%。其高危因素包括高龄、有高血压史、脑室内出血、弥漫性 SAH、局部较厚积血、后循环动脉瘤、使用抗纤维蛋白溶解药物、低钠血症及临床分级较差等。此时发生的急性脑室扩张可能与凝血块堵塞有关。另一方面，行脑室外引流或腰大池引流的患者中，有 8.9%~48.0% 的患者出现分流依赖性慢性脑积水。此时发生的脑积水往往是多因素综合作用的结果，与脑室系统内或蛛网膜下隙的脑脊液循环受阻，或蛛网膜颗粒处脑脊液流出阻力增加有关。荟萃分析显示，开颅手术的脑积水发生风险低于血管内治疗。

（二）全身系统并发症

严重的全身并发症是 23% 的 SAH 患者死亡的原因，好发于危重患者和高级别患者。因此，防治 SAH 后全身系统并发症与防治 DCI 和再出血一样重要，应引起重视。

1. 内环境紊乱

(1)低钠血症:见于35%的患者,好发于出血第2~10天,平均为7天左右,可加重意识障碍、癫痫、脑水肿。引起低钠血症的原因是脑耗盐综合征(CSWS)和抗利尿激素分泌失调综合征(SIADH)。应注意鉴别上述两个综合征,因为两者处理原则完全不同。CSWS是因尿钠排出过多导致低血容量和低钠血症,治疗包括输入生理盐水和胶体溶液,不能限制水分,否则可加重血管痉挛和脑缺氧。SIADH则因抗利尿激素(ADH)不适当分泌增多,引起稀释性低钠血症和水负荷增加,治疗除补钠外,还包括限水和应用抑制ADH药,如苯妥英钠针剂。

(2)低血容量:低血容量也为SAH后常见并发症,见于50%以上的患者,在SAH后最初6天内血容量可减少10%以上。血容量降低,可增加红细胞的黏滞度,影响脑微循环,增加血管痉挛的易感性。扩容、升高血压可防止因血管痉挛引起的DCI。

(3)高血糖:SAH可引起血糖增高,特别是见于隐性糖尿病的老年患者。应用类固醇激素可加重高血糖。严重高血糖则可引起意识障碍、癫痫,可恶化脑血管痉挛和脑缺血。有研究表明,入院时高血糖预示SAH患者DCI的出现和预后不良。

2. 高血压

多数SAH患者有代偿性血压升高(脑缺血反应),以应答出血后的脑灌注压降低,但过高的血压(收缩压持续维持在180~200mmHg以上)可诱发再出血,特别是不适当地降低颅内压,同时未控制血压。

兴奋、烦躁不安、疼痛和缺氧等可促发血压升高。

3. 全身其他脏器并发症

（1）心脏：心律失常见于 91% 的患者,高龄、低钾血症、心电图有 QT 间期延长者易发生心律失常,常见有室性、室上性心动过速,游走心律,束支传导阻滞等,多为良性过程。但少数患者因室性心动过速、心室颤动、心室扑动等危及生命。以往认为心律失常的临床意义不大,但目前认为上述心律失常提示 SAH 可诱发心肌损害。约有 50% 的患者可有心电图异常,如 T 波倒置、ST 段压低、QT 间期延长、U 波出现。

（2）深静脉血栓形成：约见于 2% 的 SAH 患者,其中约半数患者可发生肺栓塞。

（3）肺：最常见的肺部并发症为肺炎和肺水肿。神经性肺水肿表现为呼吸不规则,呼吸道内粉红色泡沫样分泌物,蛋白含量高（大于 4.5g/dl）,见于约 2% 的 SAH 患者,最常见于 SAH 后第 1 周内,确切原因不清,与 SAH 后肺部毛细血管收缩,血管内皮受损、通透性增加有关。

（4）胃肠道：SAH 急性期患者交感神经兴奋,可能引起耗氧量及二氧化碳产量增加,同时代谢消耗也将增加。除此之外,患者还可产生负氮平衡,即使补充外源性氮也很难达到正常的氮平衡。这一系列反应可能导致体重下降,同时增加了感染及伤口愈合不良的风险。此外,24% 的患者出现转氨酶升高,4% 的患者出现严重肝功能异常。具体病因目前暂不明确,可能与肝被动充血、全身感染或使用外源性药物有关。约 4% 的 SAH 患者有胃肠道出血。因前交通动脉瘤出血致死的患者中，83%有胃肠道出血和库欣溃疡（Cushing ulcer）。

六、常用辅助检查

1. **头颅 CT** 头颅 CT 平扫是目前诊断 SAH 的首选方法，其典型表现为蛛网膜下隙、各脑沟及脑池内的高密度影。但 CT 对于 SAH 的诊断意义绝不仅限于此，通过这一常规检查，往往能够对下一步治疗提供指导性的提示。首先，CT 在明确出血严重程度的同时可提供出血部位的线索。其次，结合增强 CT 检查，有时能判断出血病因，如显示增强的 AVM 或动脉瘤的占位效应。再次，通过 CT 能了解伴发的脑内、脑室内出血或阻塞性脑积水。值得注意的是，CT 结果与 SAH 的关系也受时间的影响。如果在发病 4 天后行 CT 检查，这时 CT 所见图像对 SAH 的诊断敏感性较低。因此，SAH 后应尽早行 CT 检查，Fisher 分级所报告的病例均在发病后 24 小时内行 CT 检查。

此外，CT 片上 SAH 的量和部位与血管痉挛的发生有很好的相关性。为了更准确地识别和分类 SAH 后脑血管痉挛，1980 年，由 Fisher 等首先提出 Fisher 分级，将 SAH 分为 4 级，发现该分级与血管痉挛明显相关。Zervas 等（1997）提出改良的 Fisher 分级（表 7-3）。研究显示，改良的 Fisher 分级是脑血管痉挛的独立危险因素，能很好地预警症状性脑血管痉挛的发生。临床分级越差，CT 示出血程度越严重，预后越差。

表7-3　改良的 Fisher 分级

改良的 Fisher 分级	CT 表现	发生血管痉挛 的危险性 /%
0	未见出血或仅脑室内出血或脑实质内出血	3
1	仅基底池出血	14
2	仅周边脑池或侧裂池出血	38
3	广泛 SAH 伴脑实质内血肿	57
4	基底池和周边脑池、侧裂池较厚积血	57

2. 脑脊液检查　脑脊液检查也是诊断 SAH 的方法之一,特别是颅脑 CT 检查阴性的患者。由于 SAH 后 1~2 小时腰椎穿刺所得脑脊液仍可能清亮,所以应当在 SAH 后过 2 小时才行腰椎穿刺检查。操作损伤与 SAH 的区别主要在于:①连续放液,各试管内红细胞计数逐渐减少。②如红细胞 > 250 000/ml,将出现凝血。③无脑脊液黄变。④RBC/WBC 值正常,并且符合每增加 1 000 个红细胞,蛋白含量增加 1.5mg/100ml。⑤不出现吞噬红细胞或含铁血黄素的巨噬细胞。通常在 SAH 12 小时后出现脑脊液黄变,这是由于 CSF 中蛋白含量高或含有红细胞降解产物,脑脊液检查最好采用分光光度计,避免肉眼检查遗漏。脑脊液黄变检出率一般在出血后 12 小时 ~2 周为 100%,3 周后为 70%,4 周后为 40%。由于腰椎穿刺属于创伤性检查,而且可能有诱发再出血和加重神经障碍的危险,因此,检查前应衡量利弊和征得家属同意。

3. **头颅 MRI** 过去认为头部 MRI 很难区分急性 SAH 和脑组织信号,在亚急性期有价值,表现在亚急性期和慢性期红细胞分解后的正铁血红蛋白在 T_1 和 T_2 加权像上均呈高信号。对颅后窝、脑室系统少量出血以及动脉瘤内血栓形成、判断多发动脉瘤中责任动脉瘤等,MRI 优于 CT,但价格偏高、操作不便是其缺点。特别是动脉瘤夹闭后,头颅 MRI 检查是否会引起金属动脉瘤夹移位,目前无统一观点。

4. **MRA、CTA** MRA 对脑动脉瘤的检出率可达到 81%,但其分辨率和清晰度还有待提高,因此只作为脑血管造影前一种无创性筛选方法。CTA 是静脉注射非离子造影剂后在螺旋 CT 或电子束 CT 上快速扫描和成像的无创性脑血管显影方法。目前 CTA 可应用于 CT 检查怀疑脑动脉瘤者、手术后以及未经手术的脑动脉瘤的随访,SAH 后血管造影阴性者或急诊患者病情不允许做血管造影者,有动脉瘤家族史或既往有动脉瘤病史者的筛查。CTA 的灵敏度为 95%,特异度为 100%,可发现直径 ≤ 3mm 的动脉瘤。近来 Hashimoto 等(2000)认为 CTA 可作为常规脑血管造影阴性 SAH 者的进一步检查手段,特别适用于常规血管造影难以发现的小动脉瘤。合理的 CTA 检查能提供与常规 DSA 相近似的诊断信息,能提供颅底骨质与载瘤动脉、动脉瘤的关系,且对于动脉瘤患者的术后评价及随访十分有利。但其缺点在于空间分辨率仍不如 DSA,不能评价血流量、流速以及血流动力学关系。CTA 技术尚在不断提高,已出现四维 CTA,即在 3D-CTA 基础上增加了可重复的心脏周期,通过特定计算机软件将3D-CTA影像重建制作成4D-CTA影像电影,可动态显示一个心脏周期动脉瘤壁的搏动及其血流动力学信息,还可较准确地预测动脉瘤的破裂口,为未破裂动脉瘤治疗方案的选择及破裂动脉瘤的手术提供很有价值的信息。

5. **脑血管造影**　全脑数字减影血管造影(DSA)是诊断SAH病因的"金标准",DSA能显示动脉瘤的部位、大小、形态、数目,动脉硬化及动脉痉挛的范围、程度,瘤蒂大小及是否适合夹闭等。但由于血管走行的重叠、成角及投照角度选择不一、血管痉挛、血栓形成等原因可造成误诊、漏诊。近年来,3D-DSA的应用克服了常规DSA的一些不足,所具有的旋转功能为多角度观察靶目标提供了方便,能有效地排除血管成角、重叠等干扰,提高了诊断的准确性,尤其对于直径2mm以下的小动脉瘤的诊断,明显优于目前的CTA、MRA和普通的DSA。一般要求做六血管造影(包括双侧颈内动脉、颈外动脉及椎动脉),以免遗漏多发动脉瘤或伴发的脑血管畸形。如颈痛、背痛明显,并以下肢神经功能障碍为主,应行脊髓血管造影以期发现脊髓动静脉畸形、动脉瘤或新生物。首次DSA阴性者,应在2周(血管痉挛消退后)或6~8周(血栓吸收后)重复做DSA。由于脑血管痉挛易发生在SAH后2~3天,7~10天达高峰,再出血好发时间也在此期间,因此目前多主张脑血管造影时机宜早或宜迟,避开脑血管痉挛及再出血高峰期,即出血3天内或3周后。大组病例显示,脑血管造影病残率为0.5%,

死亡率<0.1%。

6. **经颅多普勒超声**（TCD）　由于血流速度与血管腔横切面成反比，即与血管腔半径的平方成反比，采用TCD可以无创伤地测得脑底大血管的血流速度，特别是精确、稳定地测定大脑中动脉近端的流速，对临床诊断SAH后血管痉挛有重大价值。Seiler发现，SAH后4~10天大多数患者大脑中动脉流速>80cm/s（正常为60cm/s），最大流速>200cm/s者有发生脑缺血的可能。同时也发现TCD流速增高的时限与脑血管造影血管痉挛的时限相似。大脑中动脉流速高于120cm/s，判断血管造影上的血管痉挛特异度为100%，但敏感度为59%。相应的检测指标和临床表现的一致性有待于进一步研究。

7. **灌注**CT（perfusion CT，pCT）　pCT是反映脑组织缺血最直接、最敏感的方法。国外文献认为，脑血流量（cerebral blood flow，CBF）和平均通过时间（mean transit time，MTT）能够反映SAH后的CVS严重程度和脑组织灌注异常。因此，通过pCT对SAH后的脑组织血流变化进行评估，对制订治疗方案及判断预后具有重要意义。由于SAH是全脑性病变，尽管出血源可能位于某个脑池或脑裂，但出血往往遍及全脑蛛网膜下隙，因此，任何部位都存在发生血管痉挛的风险。如今高排数全脑pCT已逐渐普及，较之以往的常规pCT覆盖范围更广，有助于提高对SAH患者发生继发脑梗死的预测能力，对改善预后有重要意义。

第二节　脑动脉瘤的手术治疗

一、适应证

随着显微外科技术的进步及血管内治疗水平的不断突破,关于 SAH 患者手术适应证的争议也已持续多年。《中国蛛网膜下腔出血诊治指南(2019)》提出,对于血管内治疗及外科开颅手术均合适的动脉瘤患者,首先考虑血管内治疗(Ⅰ类 B 级),同时提出针对大脑中动脉动脉瘤的患者及脑实质内血肿大于 50ml 的患者,首先考虑行开颅手术。

国际蛛网膜下腔出血动脉瘤试验(international subarachnoid aneurysm trial,ISAT)试验是迄今为止唯一的多中心临床随机对照试验,1 年随访结果显示,开颅组的致死致残率为 31%,显著高于介入组的 24%,但介入组的再出血率为 2.9%,较之开颅组的 0.9% 仍然要高出许多。介入组的动脉瘤闭塞率为 58%,较之开颅组的 81% 逊色不少。此后 ISAT 发布的 6 年随访数据依然显示类似结论。近期美国的 Barrow 研究也同样指出,开颅手术的动脉瘤闭塞率显著高于血管内治疗。尽管随着介入技术的发展及材料的更新,血管内治疗的应用量逐年增加,生物活性弹簧圈以及支架技术也显著提高了动脉瘤的治愈率,由于在动脉瘤破裂急性期是否应该使用支架目前存在极大争议,因此造成了介入治疗在复杂动脉瘤中的应用受到一定限制,加之仍有部分学者对介入治疗的高复发率心存疑虑,坚持对大部分患者实施手术夹闭。因此,外科手术治疗在破裂动脉瘤治疗领域仍有广阔的应用前景。

二、手术时机

急性期手术临床研究认为,对于一般情况较好的患者进行早期手术的效果优于或不劣于晚期手术,并且避免了等待过程中出现再出血丧失手术机会等情况。尽可能在 SAH 后急性期(3 天)内手术已经在 20 世纪 90 年代达成共识。近年来,对避免早期再出血和减轻早期脑损伤更加重视,有学者提出超急性期手术,即在发病 24 小时,甚至 12 小时内手术,并认为该时间窗内进行手术可以显著改善患者的预后,并使再出血率减半。《中国蛛网膜下腔出血诊治指南(2019)》也提出,动脉瘤性 SAH 患者应尽早手术。现在国内大多数脑血管病中心已开放 SAH 诊疗绿色通道,超急性期手术已逐步实现,但益处仍有待后期进一步临床试验证实。

对情况较差的高级别脑动脉瘤手术时机的选择,目前仍然有很大的分歧。对动脉瘤性蛛网膜下腔出血(aSAH)的严重程度有多种分级标准,各临床研究采用的标准不同,治疗结果也就存在一定差异。目前关于高级别 aSAH 的定义,以术前 Hunt-Hess 分级或世界神经外科医师联盟(WFNS)分级在Ⅳ~Ⅴ级最为常用。对该类患者治疗的积极程度受当地治疗水平、社会经济发展程度和患者家属接受能力的制约,在各地有显著差异。但应区别对待Ⅳ级和Ⅴ级患者,对Ⅳ级患者加强早期积极的病因治疗,并在夹闭动脉瘤的同时,采取适度清除蛛网膜下腔积血及去骨瓣减压等措施,有助于降低病死率和重残率。但该类患者的早期脑肿胀明显,给蛛网膜间隙分离和近端血管控制带来困难,术中发生动脉瘤再破裂的风险较高,并且患者合并肺水肿和心功能不全的比例高,术中循环不稳定,使手术和麻醉的难度均增大,因此治疗团队必须具备熟练的显微手术技巧和丰富的术中应急处理经验。盲目早期手术,反而增加了手术创伤,故各地仍应根据患者病情和当地医疗水平,选择合适的手术时机。对 Hunt-Hess 分级或 WFNS 分级为Ⅴ级的患者,治疗费用高、周期长、效果差,在治疗的时机、方式以及预后判断等方面仍存在较多争议。早期手术可能提高存活率,但患者多以植物状态生存,并没有改善生活质量,所以手术仍需持谨慎态度。

高级别 aSAH 伴急性脑积水或颅内血肿压迫的患者手术治疗效果较好,主要是因为通过脑脊液引流或颅内血肿清除,可迅速降低颅内压、改善脑氧代谢、恢复脑功能。除这两种情况之外,对高级别 aSAH 患者的急性期治疗,应设法判断是否已经存在严重的不可逆性脑损伤,若已发生,即便采取了积极的治疗措施,也无法获得令人满意的治疗效果。但是如何判断可逆或不可逆性脑损伤,目前仍是神经科学界尚未解决的难题。学者们已在尝试联合采用现有的各种神经功能量表、神经损伤的分子生物学标记物或脑血流、诱发电位等定量化的预后判断指标,但由于样本量小及预后受到多因素的影响,目前仍无法达成共识。有学者采用12小时预治疗控制颅内压,观察患者的治疗反应,根据有无好转决定是否手术,有一定的理论支持和可行性。

一些难治性动脉瘤由于位置(眼动脉、后循环动脉瘤)、形态(梭形、宽颈、巨大动脉瘤等)、结构(夹层、瘤颈粥样硬化或钙化、外伤性假性动脉瘤)、血流(无代偿,不能耐受临时阻断)等因素,手术较为困难,被称为难治性动脉瘤。由于血管内介入技术的进步和发展及材料的更新,很多病例可以通过血管内介入治疗获得满意的疗效,而显微外科技术的进步和塑形动脉瘤夹的多样化,也使得部分形态复杂的动脉瘤能够顺利夹闭。因此,对手术或介入治疗均困难的患者,才是真正意义上的难治性动脉瘤。急性期由于脑压较高、脑水肿明显,动脉瘤的手术难度增大,对于此类动脉瘤一般主张先保守治疗,在脑水肿消退、血管痉挛解除及手术条件好转后,再进行颅内外血管吻合等较为复杂的手术操作。有学者认为保守期间部分患者先选用介入治疗封堵破裂口,可减少等待期间的再出血风险,提示手术与介入的良好组合可为难治性动脉瘤患者提供最优化的治疗选择。

三、手术方法

(一) 直接夹闭

脑动脉瘤夹闭术的基础是根据术前影像学检查选择合适的手术入路,在显微镜下充分显露载瘤动脉及动脉瘤颈,准确辨认瘤周组织结构,进一步将瘤颈两侧分离出可安放动脉瘤夹的空间,最终选择合适的动脉瘤夹稳妥地夹闭瘤颈,使其与脑动脉循环隔离,可以阻止动脉瘤的增大和再出血。对有占位效应的脑动脉瘤成功夹闭后可穿刺并切除瘤体,释放瘤腔内积血,不但解除了占位效应,还可判断瘤颈是否完全夹闭。

1. **麻醉**　采用全身麻醉。复杂或难治性动脉瘤(如巨大动脉瘤)术中需较长时间阻断脑动脉者可加用亚低温麻醉(32~34℃)。麻醉插管时咳嗽或屏气可诱发动脉瘤破裂,因此,插管前20分钟肌内注射可待因1mg/kg,可减少插管咳嗽反应。一切可能引起疼痛的操作,如腰椎穿刺、导尿、深静脉或动脉穿刺、放置头架等,都应在麻醉完成后进行,以免刺激引起血压增高,导致动脉瘤破裂。

2. **控制颅内压**　可采取的措施有:①调整体位应注意避免颈部过屈或伸位,头部应高于心脏水平10°~15°。②静脉注射20%甘露醇。③腰椎穿刺释放脑脊液,有利于降低颅内压,既减轻脑组织牵拉,利于动脉瘤显露,又有利于术后引流血性脑脊液。可在麻醉后置管,硬脑膜切开后方可引流脑脊液。硬脑膜切开前,过早地引流脑脊液,极易诱发动脉瘤破裂及脑疝的发生。④人工过度通气。⑤术中可先行从颈动脉池、视交叉池,甚至通过终板释放脑脊液,严重脑肿胀可通过脑室穿刺引流脑脊液或清除血肿。

3. **显微外科技术要点**　释放脑脊液是松弛脑组织和获得足够解剖空间首要的步骤。整个入路的策略需要巧妙设计,使脑脊液能够通过入路中不同的步骤得以逐步释放。经蛛网膜下隙游离和处理动脉瘤,能够看清动脉瘤颈与邻近神经、血管(特别是重要穿通支)的关系。对增厚的蛛网膜束带,应避免钝性解剖,以免牵拉而诱发动脉瘤的破裂出血。可用锐性刀或剪切断束带。解剖动脉瘤前应先显露其邻近的血管和神经结构并加以保护,必要情况下暂时性地阻断载瘤动脉。在伴有巨大颅内血肿、缺乏手术空间的情况下,可根据血肿的位置(注意避开功能区,如 Broca 区)做一个皮质的小切口,先清除部分血肿从而获得更多的手术空间,但是要十分小心以避免动脉瘤的意外破裂,否则难以在血肿腔控制出血。当清除凝血块时,无论夹闭动脉瘤前后,都必须尽可能地精细操作,以免损伤穿支动脉。利用生理盐水冲洗法有助于将凝血块从附着的周围结构上分离出来。剩余的大块血肿只有当破裂动脉瘤夹闭后才能进行清除。

4. **手术入路** 由于适宜手术的动脉瘤的位置相对固定,手术入路比较成熟,入路的选择并不多。对于前循环动脉瘤,翼点入路是经典入路,能够显露床突上颈内动脉以远及其主要分支的全程,甚至可以一次手术处理该途径的多枚动脉瘤。除了 A2 及远端大脑前动脉动脉瘤,几乎所有的前循环动脉瘤均可采用此入路。体位采取仰卧位,上半身抬高 15°,根据动脉瘤部位选择头向对侧旋转 30°~45°。头略后仰,利于额叶自动与前颅底分离,减少牵拉。颈内动脉主干动脉瘤如存在术中破裂风险且缺少临时阻断空间,则需要显露同侧颈部颈总动脉、颈外动脉和颈内动脉,以便在紧急状态下阻断颈内动脉控制出血。

A2 及远端大脑前动脉瘤一般采用经纵裂入路。CTA 神经导航有助于切口的设计、体位的摆放和术中动脉瘤的探查。患者取平卧位且略偏向术侧,骨瓣过中线以便于硬脑膜剪开后将上矢状窦向对侧牵拉。

对于后循环的动脉瘤,由于急性期显露困难,不主张手术治疗。但对于后循环动脉远端动脉瘤,如果位置浅表,可考虑行开颅夹闭。例如,小脑后下动脉远端动脉瘤可酌情从远外侧或后方正中入路进行手术。

随着显微外科技巧的提高和手术器械的进步,有术者选择很小的切口,如翼点、眶外侧、眶上、颞下、枕下乙状窦后等直径 2~3cm 的小骨窗(也称"迷你"骨窗或"锁孔"手术)代替上述入路显露和夹闭动脉瘤。锁孔手术需要一定的学习曲线,适合于动脉瘤破裂的各个时期,无须去骨瓣减压者均可采用,适合于绝大多数动脉瘤急性期手术及多发动脉瘤、巨大动脉瘤、床突上段动脉瘤、后循环动脉动脉瘤夹闭术,甚至包括部分 Hunt-Hess 分级为Ⅳ~Ⅴ级患者。

5. 动脉瘤的分离与显露 当脑组织张力下降后,就可以进行解剖分离动脉瘤。除了大脑中动脉动脉瘤,在几乎所有的动脉瘤手术中应遵循从近端向远端、然后瘤颈、最后瘤体的分离顺序,以备分离过程中动脉瘤破裂后迅速控制。而大脑中动脉动脉瘤则有两种分离方法,取决于动脉瘤的朝向,根据其朝向可以个性化选择由远及近或由近及远进行分离。对于破裂动脉瘤的急性期手术,更强调定位和及早控制近端载瘤动脉。分离瘤体是为了看清动脉瘤背面,确认瘤颈夹闭完全且未伤及穿支血管,因此,完全将瘤体分离出来并非每例手术所必须。常见动脉瘤术中动脉显露的顺序如下。

(1)颈内动脉海绵窦段、眼动脉段动脉瘤需先在颈部显露颈内动脉或颈总动脉。

(2)后交通动脉瘤或颈内动脉分叉部动脉瘤需先显露颈内动脉颅内段。

(3)前交通动脉瘤,先显露颈内动脉颅内段,然后是A1 段。

6. **暂时脑动脉阻断与控制性降压**　降压麻醉(血压维持在 50~60mmHg)虽能减少动脉瘤破裂,利于动脉瘤游离,但是全身血压降低不仅影响全脑供血,加重蛛网膜下腔出血所致的脑自动调节障碍,而且因其他重要脏器供血也减少,给原有潜在器质病变者带来不利。另外,一旦需暂时阻断脑动脉,全身降压将加重脑缺血。常压下暂时阻断脑动脉或暂时脑动脉阻断伴轻度升压,仅使脑动脉局部压力降低,可比全身降压能更有效地减少动脉瘤内的压力,因此更有利于动脉瘤的游离和夹闭。由于脑其他部位和全身血压不受影响或轻度升高,不仅能保证它们的供血,而且通过侧支循环可使手术部位的脑血液循环在某种程度下得到维持,从而提高脑对缺血的耐受力。

临时阻断夹应用指征:防止游离动脉瘤时引起动脉瘤破裂;对体积大、瘤内压力高的动脉瘤,可起到缩小瘤体和减低瘤内张力的作用,利于安放动脉瘤夹;需切开动脉瘤取出其内血栓机化物或近瘤颈的钙化斑者;需重建载瘤动脉的广基动脉瘤;术中动脉瘤破裂;采用

"Dallas"法（逆行抽血减压）时。

临时阻断动脉的注意事项：①动脉夹宜选用夹力小于 40~80g 者。②脑动脉耐受阻断的最大时限变化较大，应根据患者年龄、临床分级、侧支循环功能、动脉瘤部位、阻断动脉部位和方式等精心决定阻断时间（表 7-4）。③需长时阻断者，应行躯体感觉诱发电位（SEP）、运动诱发电位（MEP）电生理监测，并间断恢复血液循环 5~10 分钟。有研究提示术中体感诱发电位的缺血/耐受是一个很好的预测值，可以明确术中载瘤动脉可以临时阻断多长时间不至于产生术后缺血性神经功能损伤。④应配合应用脑保护剂。⑤阻断结束后用含 3% 罂粟碱溶液的棉片湿敷动脉数分钟，以松弛血管平滑肌。

表 7-4 脑动脉一次阻断时限

脑动脉	时限 /min	平均 /min
颈内动脉	3~30	14
大脑中动脉（近端）	11~45	21
双侧大脑前动脉（近端）或主侧大脑前动脉	7~50	20
Heubner 回返动脉	≤5	
豆纹动脉	≤5	
大脑后动脉（P1）	≤5	
基底动脉	≤5	

7. 动脉瘤的处理

（1）动脉瘤游离：不必游离和处理瘤体，但是有时瘤体将瘤颈或载瘤动脉覆盖,不得不先游离瘤体,此时要特别小心,因瘤体顶部壁较薄,易破裂出血。有时其表面有凝血块或粘连,解剖时将它们分离可引起出血,应特别注意。可在暂时阻断载瘤动脉下进行上述操作。对伴脑内血肿者,应先清除血肿,再处理动脉瘤。

(2)动脉瘤颈的分离及夹闭:动脉瘤颈夹闭是动脉瘤手术中最理想的方法,既将动脉瘤排除在血液循环之外,又保留载瘤动脉血流的通畅。围绕瘤颈用刀、剪等锐性器械切割蛛网膜,避免钝器撕扯蛛网膜。然后用钝头探针轻轻插入瘤颈两旁,探出一个通道,利于动脉瘤夹通过。瘤颈夹闭后,应检查动脉瘤夹的位置是否满意,是否误夹神经或穿通小血管,载瘤动脉是否因瘤颈钳夹而发生扭曲或狭窄。如对动脉瘤夹的位置不满意,应取下调整,但也应尽量减少术中动脉瘤夹的调整次数,以降低术后缺血性神经功能损伤的发生率。动脉瘤颈处理时可在暂时阻断载瘤动脉下进行,特别是动脉瘤粘连较严重、瘤壁较薄、瘤颈较宽者。

(3)动脉瘤颈电凝后夹闭:当瘤颈较宽不能直接夹闭时,可用双极电凝镊轻轻夹住瘤颈,在低电流下将瘤颈电烙变细,然后再行夹闭。电凝瘤颈时,要确认双极电凝镊把瘤颈全部夹住,电凝时做挤压和松开动作,并滴注生理盐水,防止镊尖与瘤壁黏着。经上述方法夹闭的动脉瘤,均应用针穿刺瘤体,排除瘤内残血,并验证瘤颈是否完全夹闭。如瘤体经穿刺排血后又重新充盈而且穿刺针眼不停冒血,说明瘤颈未完全夹闭或瘤体还有其他供血动脉,应给予相应处理。

（4）动脉瘤切开清除血栓机化物后夹闭瘤颈：当动脉瘤体积较大（如大型或巨型动脉瘤）、瘤颈有硬化斑时，可暂时阻断载瘤动脉，切开瘤体，用吸引器或超声吸引器等清除其内血栓机化物或硬化斑，再将瘤颈夹闭。

（5）动脉瘤切除：一般只夹闭瘤颈，不必切除瘤体。对于大或巨型动脉瘤，为解除动脉瘤对神经血管的压迫，可在瘤颈夹闭后，游离和切除动脉瘤。但是当瘤壁与重要神经血管结构粘连较紧时，不要勉强切除，可遗留小片瘤壁。

（6）动脉瘤电凝：对于小（1~2mm）而无瘤颈的动脉瘤或动脉壁异常隆起（瘤壁薄者除外），可在低电流下用双极电凝镊电凝，使动脉瘤凝固皱缩。

（7）管形夹夹闭动脉瘤：采用特制的管状动脉夹（Sundt 夹），套在动脉上，并将瘤颈夹闭。本法适用于瘤颈因手术入路或其他原因不能直视下游离，特别是载瘤动脉上有破口。本法的缺点是可能将瘤颈邻近的神经和血管组织误夹。Sundt 管形夹有多种规格，直径为 2.5~4.0mm，长度为 5~7mm，可根据需要选用。

8. 术中动脉瘤破裂的处置 动脉瘤在分离和夹闭的任何步骤中都可能破裂。对于那些粘连在周围脑组织，尤其是硬膜上的动脉瘤，破裂的风险是最高的，较大幅度的手术操作和对周围结构的牵拉都可能牵拉动脉瘤体导致动脉瘤术中破裂。动脉瘤一旦发生破裂，应迅速牵开脑组织，使用两把吸引器，利用一把口径较窄的吸引器找到动脉瘤出血口，另外一把吸引器将周围血液清理干净，快速找到载瘤动脉近心端后上一临时阻断夹,以最短的时间将动脉瘤颈分离出来,分离并看清瘤颈位置后进行夹闭。小型的薄壁动脉瘤可能因瘤颈撕脱而破裂出血,在临时阻断动脉以后,应该尝试通过融合部分载瘤动脉壁进行夹闭的方式进行瘤颈重建。如果因部位深造成妨碍,还可以采用 8-0 或 9-0 缝线连续缝合的方式来缝扎破裂部位,或者用无损伤夹修复出血部位,再采用永久夹夹闭,辅以胶水加固。注意切忌盲目乱压迫,不仅达不到止血目的,反而会加剧脑肿胀。同时不要匆忙尝试直接夹闭动脉瘤,因为这样很容易导致撕裂动脉瘤基底,甚至载瘤动脉。动脉瘤夹闭后需用血流监测装置(如超声多普勒)检查载瘤动脉和瘤内血流,以确认瘤内无血流。或用术中脑血管造影,证实瘤颈夹闭完全,载瘤动脉通畅。

9. **脑保护剂的应用** 大部分 aSAH 患者都会发生脑缺血并发症,在手术中可以采取以下措施进行脑保护:①甘露醇 2g/kg、地塞米松 0.4mg/kg、苯妥英钠 6~8mg/kg,在开颅时静脉滴注。如手术时间超过 2 小时,再追加半个剂量。②阻断动脉前,静脉注射 5% 硫喷妥钠 5mg/kg,或依达拉奉 30mg。

(二)动脉瘤间接手术

1. **动脉瘤孤立术** 结扎动脉瘤的载瘤动脉,包括动脉瘤的供血和引流动脉,使其孤立于动脉系统之外。此法用于不能或不适宜夹闭瘤颈的动脉瘤、术时动脉瘤颈部破裂无法夹闭、梭形或夹层动脉瘤等。手术方法有两种:①颅内外孤立术,即动脉结扎部位一个在颅外(如颈部颈动脉或椎动脉),一个在颅内动脉瘤的远端。②颅内孤立术,分别在颅内结扎动脉瘤近、远端的载瘤动脉。本法处理动脉瘤时也阻断脑组织一些血液循环通路,因此仅适用于有良好侧支循环的患者。但是应注意,即使有良好的侧支循环,术后因动脉痉挛等因素干扰,患者仍可能发生脑缺血。

2. **动脉瘤包裹加固**(aneurysm wrapping) 适用于不能夹闭、切除或孤立的动脉瘤,如梭状动脉瘤等。加固材料有特制的纱布片、棉花片、肌肉片和吸收性明胶海绵等,可与生物胶一起应用,以提高疗效。

3. **颅内 - 颅外动脉搭桥术结合载瘤动脉阻断或动脉瘤孤立术** 对于载瘤动脉孤立术的使用需要采取谨慎的态度。由于颅高压本身能造成颅内缺血,加之血管痉挛造成的影响,单纯进行载瘤动脉孤立可能加重相应区域脑缺血。因此,一旦考虑行载瘤动脉阻断或孤立,也需采用颅内 - 颅外动脉搭桥术重建脑侧支循环以确保载瘤动脉供血区的血供。常用的方法有颞浅动脉 - 大脑中动脉搭桥术、颈外动脉 - 大脑中动脉搭桥术等。

4. **其他** 动脉瘤切除 + 血管重建术切除动脉瘤后,把载瘤动脉两断端重新吻合。此术用于巨大动脉瘤、梭形动脉瘤等。由于需较长时间阻断载瘤动脉,因此要求患者有良好的侧支循环。

(1)动脉瘤切除血管缝合或修补术:切除动脉瘤后,缝合瘤颈或用自体静脉移植修补载瘤动脉上的缺口。

(2)"抽吸减压"后瘤颈夹闭:可用头皮针穿刺动脉瘤体部或用针穿刺颈部颈内动脉,用针筒抽吸血液,使动脉瘤张力降低,瘤体缩小,利于夹闭。

（三）手术技术的进展

1. 微血管多普勒超声（microvascular Doppler）辅助夹闭动脉瘤术　动脉瘤夹闭术中运用微小探头探测并记录动脉瘤、载瘤动脉及其分支的血流速度和频谱，根据所得结果可了解动脉瘤是否夹闭完全、血管有无痉挛以及调整动脉瘤夹等，具有简单易行、无创、安全等特点，尤其对瘤颈粗，甚至无明显瘤颈的巨大动脉瘤手术具有指导意义。

2. 内镜辅助可单纯内镜下夹闭动脉瘤术　在夹闭动脉瘤的过程中应用内镜不仅可以放大视野，而且还可以从不同位置、角度观察动脉瘤及其周围的解剖结构。此法降低了夹闭时的盲目性和术中动脉瘤破裂的风险，显著提高了动脉瘤夹闭的准确率。随着显微技术的提高，也有的神经外科中心尝试单纯内镜下进行动脉瘤夹闭术。

3. 荧光血管造影辅助夹闭动脉瘤术　在动脉瘤夹闭过程中采用特殊造影剂（如吲哚菁绿）作为血管示踪剂对脑血管进行造影，能清楚地显示直径小于 1mm 的微小血管，可以反复多次观察术中颅内动脉瘤夹闭是否完全，有助于术中及时纠正动脉瘤夹的误夹，减少动脉瘤颈的残留，从而提高了颅内动脉瘤夹闭术的治疗质量。

（四）脑积水的处理

约 30% 的急性蛛网膜下腔出血的患者可在不同阶段出现不同程度的脑积水，并导致颅内压升高，灌注压减低。对脑积水患者可采用脑室外引流术，术中可同时放置颅内压监测装置,进行颅内压监测,使脑灌注压大于 70mmHg。脑室外引流口需高于侧脑室水平 10~15cm。术中放脑脊液速度要慢,不要使颅内压下降过快。

四、术后处理

除按一般开颅术处理外,还应注意脑血管痉挛的防治:①手术中除补足失血量外,应多输血 200ml。②尼莫地平应该在保证正常血压状态的情况下应用,每小时 0.25~0.50mg/kg 静脉滴注(溶于葡萄糖溶液中,避光静脉滴注),术后 5~7 天后,减量改口服,应用 28 天。③保持良好的脑灌注。可输血或静脉注射白蛋白、血浆,使中心静脉压维持在 1.06~1.33kPa(8~10cmH$_2$O)或肺动脉楔状压维持在 1.60~1.86kPa(12~14mmHg)。血压不宜过高或过低,一般收缩压维持在 16~20kPa(120~150mmHg),使血钠维持在 140mmol/L,减轻脑水肿。动脉瘤经妥善处理后,可根据颅内积血情况,进行脑脊液外引流。选用脑室穿刺或腰椎穿刺引流的方法放出血性脑脊液,有利于防止血管痉挛。注意外引流管口的位置需高于侧脑室水平 10~15cm。

五、疗效

动脉瘤夹闭术的远期复发率极低。M.Akyuz 在平均 44.6 个月内,对 166 枚手术夹闭的动脉瘤进行远期 DSA 随访,其中 7 例已知残留的动脉瘤中,5 例保持稳定,1 例自发性血栓形成,另有 1 例动脉瘤扩大。完全夹闭的动脉瘤中，未见复发，但另见 2 例新发动脉瘤。Thornton 等统计了 1 397 例共 1 569 个动脉瘤，手术夹闭后有瘤颈残留的占 5.2%，其中 7 例发生再出血，年再出血率为 1.9%。这些良好的影像学结果在大型随机对照研究中也得以验证。在最为著名的国际蛛网膜下腔出血动脉瘤试验（international subarachnoid aneurysm trial，ISAT）中，开颅动脉瘤夹闭术在 1 年随访时动脉瘤闭塞率为 81%，远高于血管内治疗的 58%，1 年内的再出血率仅为 0.9%。而在最近由美国 Barrow 中心组织的研究中，开颅手术后出院时动脉瘤闭塞率为 85.1%，3 年随访时这一数据达到 87.1%，远高于介入组出院时的 57.9% 及随访时的 52.2%。而 2000 年在芬兰进行的世界上首次关于动脉瘤开颅手术与介入栓塞疗效比较的临床研究也报道，开颅夹闭术的远期动脉瘤闭塞率为 86%，高于介入组的 76.9%。随着各类术中监护水平的提高，动脉瘤的总体疗效还在不断进步。

显微外科在影像学疗效方面固然具有优势，但其因开颅造成的创伤使患者的临床预后并未体现出与影像学预后相一致的优势。尤其是在追求微创化治疗的 21 世纪，显微外科手术的应用受到了极大挑战。对于破裂动脉瘤，几项随机对照研究均显示，开颅手术的致残致死率高于神经介入。以 ISAT 为例，术后 1 年随访患者致残致死率高达 31%，远高于介入组的 24%。这一对比在 6 年的随访中得到扭转，原因在于介入治疗的部分患者再出血后导致预后不良。而 Barrow 破裂动脉瘤试验（barrow ruptured aneurysm trial，BRAT）研究中，出院时

mRS 大于 2 分者占开颅组的 30%，高于介入组的 24.8%。但研究总体趋势仍可发现，这一数据远期并无差异。破裂动脉瘤根据入院时 Hunt-Hess 分级进行分组统计，低级别（Hunt-Hess 分级 Ⅰ~Ⅲ级）术后 1 年致残率为 15.6%，病死率为 8.5%。而高级别（Hunt-Hess 分级 Ⅳ~Ⅴ级）患者中致残率为 11.1%，病死率达到 37%，总体预后不良。

（康德智　郑树法　王灯亮）

参 考 文 献

［1］CONNOLLY E S Jr, RABINSTEIN A A, CARHUAPOMA J R, et al. Guidelines for the Management of Aneurysmal Subarachnoid Hemorrhage: A Guideline for Healthcare Professionals from the American Heart Association/American Stroke Association [J]. Stroke, 2012, 43 (6): 1711-1737.

［2］STEINER T, JUVELA S, UNTERBERG A, et al. European Stroke Organization guidelines for the management of intracranial aneurysms and subarachnoid haemorrhage [J]. Cerebrovascular diseases, 2013, 35 (2): 93-112.

［3］VAN GIJN J, KERR R S, RINKEL G J. Subarachnoid haemorrhage [J]. Lancet, 2007, 369 (9558): 306-318.

［4］FERRO J M, CANHAO P, PERALTA R. Update on subarachnoid haemorrhage [J]. J Neurol, 2008, 255 (4): 465-479.

［5］POST R, ZIJLSTRA I A J, BERG R V D, et al. High-Dose Nadroparin Following Endovascular Aneurysm Treatment Benefits Outcome after Aneurysmal Subarachnoid Hemorrhage [J]. Neurosurgery, 2018, 83 (2): 281-287.

［6］YAO P S, CHEN G R, XIE X L, et al. Higher leukocyte count predicts 3-month poor outcome of ruptured cerebral aneurysms [J]. Scientific Reports, 2018, 8 (1): 1-6.

［7］DHAR S, TREMMEL M, MOCCO J, et al. Morphology parameters for intracranial aneurysm rupture risk assessment [J]. Neurosurgery, 2008, 63 (2): 185-196.

[8] JOHNSTON S C, DOWD C F, HIGASHIDA R T, et al. Predictors of rehemorrhage after treatment of ruptured intracranial aneurysms: the Cerebral Aneurysm Rerupture after Treatment (CARAT) study [J]. Stroke, 2008, 39 (1): 120-125.

[9] STARKE R M, KIM G H, FERNANDEZ A, et al. Impact of a protocol for acute antifibrinolytic therapy on aneurysm rebleeding after subarachnoid hemorrhage [J]. Stroke, 2008, 39 (9): 2617-2621.

[10] KANG D, YAO P, WU Z, et al. Ischemia changes and tolerance ratio of evoked potential monitoring in intracranial aneurysm surgery [J]. Clin Neurol Neurosurg, 2013, 115 (5): 552-556.

[11] SZELÉNYI A, LANGER D, BECK J, et al. Transcranial and direct cortical stimulation for motor evoked potential monitoring in intracerebral aneurysm surgery [J]. Neurophysiol Clin, 2007, 37 (6): 391-398.

[12] WASHINGTON C W, ZIPFEL G J, CHICOINE M R, et al. Comparing indocyanine green videoangiography to the gold standard of intraoperative digital subtraction angiography used in aneurysm surgery [J]. Journal of neurosurgery, 2013, 118 (2): 420-427.

[13] WOITZIK J, HEM P, VAJKOCZY P, et al. Introperative control of extracranial-intracranial bypass patency by near infrared indocyanine green vidoangiography [J]. Journal of Neurosurgery, 2005, 102 (4): 692-698.

[14] ZHU W, TIAN Y L, ZHOU L F, et al. Treatment strategies for complex internal carotid artery (ICA) aneurysms: Direct ICA sacrifice or combined with extracranial-to-intracranial bypass [J]. World neurosurgery, 2011, 75 (3/4): 476-484.

[15] MARTIN L, AKI L, JUHA H. Helsinki Microneurosurgery Basics and Tricks [M]. Germany: DruckereiHohl GmbH & Co. KG, 2011: 195-201.

第三节 脑血管重建技术在脑动脉瘤治疗中的应用

一、概述

脑血管重建技术起源于 1967 年的颞浅动脉 - 大脑中动脉端 - 侧吻合术（Yasargil）。我国于 1976 年完成第一例颞浅动脉 - 大脑中动脉端侧吻合术

1971 年开始出现移植大隐静脉的高流量颅外 - 颅内动脉重建术（EC-ICbypass）（William Lougheed）。高流量脑血管重建技术可以提供替代单侧颈内动脉或椎动脉的血流。

2008 年开始出现颅内 - 颅内动脉重建术（IC-IC bypass）（MichaelT Lawton）。IC-IC 动脉重建技术的出现极大地丰富了脑血管重建技术的内涵，使脑血管重建技术更加灵活、简洁、高效。

脑血管重建技术已经诞生 50 余年，显微血管吻合方法、手术器械、血管线的质量和种类、供体血管和移植血管的选择、术中血管保护技术、术中血流和神经监测技术等都不断更新变化。脑血管重建技术不断完善、演化，具有顽强的生命力和应用前景。

脑血管重建技术通常用于脑动脉瘤夹闭术和介入栓塞术治疗困难的难治性脑动脉瘤，为难治性脑动脉瘤提供了理想的外科解决方案。

二、病例选择

随着脑动脉瘤治疗的显微神经外科技术、器械、设备和介入栓塞技术、材料、理念的不断更新,需要使用脑血管重建技术治疗的难治性脑动脉瘤的概念也在不断更新,传统意义上的难治性脑动脉瘤的内涵在不断缩小,显微手术或介入手术后复发脑动脉瘤的病例在不断增多。

目前常见的需要使用脑血管重建技术的难治性脑动脉瘤包括血泡样动脉瘤、解离性动脉瘤、巨大动脉瘤、海绵窦内动脉瘤、累及多个动脉难以塑形动脉瘤颈的动脉瘤、外伤性假性动脉瘤、炎症性动脉瘤、手术后复发动脉瘤等。

三、技术种类

(一) 脑血管重建术分类

根据手术的目的,可以将脑血管重建术分为预防(脑缺血)性脑血管重建术、替代(载瘤动脉)性脑血管重建术、逆转(血流)性脑血管重建术、补充性脑血管重建术。

1. **预防性脑血管重建术**　主要用于预计脑动脉瘤术中阻断载瘤动脉时间较长、脑组织缺血风险较大的病例。术中先实施低流量脑血管重建术(颞浅动脉 - 大脑中动脉端侧吻合术),阻断载瘤动脉时,术者根据电生理监测判断可以接受的阻断载瘤动脉的时间,降低脑组织缺血、梗死的风险。

2. 替代性脑血管重建术　主要用于无法保留载瘤动脉时,使用移植血管替代载瘤动脉血流,同时旷置动脉瘤。根据载瘤动脉的血流量,选择不同的移植血管。需要低流量脑血管重建时,移植血管可以选择颞浅动脉、枕动脉、耳后动脉等;需要高流量脑血管重建时,移植血管可以选择桡动脉、大隐静脉等;供体血管可以选择颌内动脉、颈外动脉,椎动脉(V3 段)等。

3. 逆转性脑血管重建术　主要用于累及重要穿支动脉的载瘤动脉的解离性动脉瘤,比如大脑中动脉 M1 段、基底动脉、大脑后动脉 P1 段。这些载瘤动脉的穿支动脉功能非常重要,旷置载瘤动脉将严重影响患者的预后,只能采用在动脉瘤远心端重新建立血流,术中可以阻断或不阻断载瘤动脉近心端。这样血流逆转后,可以使部分患者获得较好的预后。

4. 补充性脑血管重建术　主要用于缺血起病的解离性动脉瘤、烟雾病和缺血性脑血管病的外科治疗。包括:解离性动脉瘤导致的载瘤动脉远心端脑组织低灌注;铃木分期Ⅲ期和Ⅲ期以上的缺血起病的烟雾病;出血起病烟雾病的慢性期;强化药物治疗期间复发缺血的脑组织低灌注的缺血性脑血管病。通常采用低流量脑血流重建术,但围手术期可能存在脑组织灌注不足或过度灌注等问题。

(二)颅内 - 颅内血管重建技术分类

1. 载瘤动脉缝合术　用于治疗血泡样动脉瘤。可以使用动脉补片成形技术降低载瘤动脉狭窄的风险。

破裂血管缝合技术是外科最基本的止血技术。缝合破裂血管的技术要求首先是确切止血,同时尽量保持缝合血管的通畅。

2. **原位吻合术**　用于治疗脑动脉吻合口近心端的难治性动脉瘤。侧侧吻合术:将邻近的两个平行动脉之间侧侧吻合,包括 A3-A3、PICA-PICA、M2-M2、M3-M3、PCA-SCA、P4-P4。

3. **动脉再植术端侧吻合术**　用于将动脉瘤上的分支动脉缝合再移植到载瘤动脉或邻近的动脉上,即MCA、ACA、PICA。

4. **动脉再吻合术端端吻合术**　用于旷置解离性动脉瘤,将动脉瘤近心端和远心端的载瘤动脉端端吻合。需要载瘤动脉(MCA、PICA)有足够的长度和游离度。

5. **移植血管间置术端端吻合术和端侧吻合术**　用于旷置解离性动脉瘤,将颞浅动脉、枕动脉、小隐静脉、颞上静脉、桡动脉或大隐静脉等间置于两个颅内动脉之间。桡动脉是最常的移植血管。

6. **续贯吻合术**　将移植血管分别和载瘤动脉远心端的两支动脉做侧侧吻合、端侧吻合或端端吻合。这样通过一支移植血管的续贯吻合可以重建动脉瘤远心端两支动脉的血流。移植血管通常采用桡动脉等流量较大的血管。

四、术中监测

脑血管重建术的术中监测技术包括吻合血管通畅性评估技术(吲哚菁绿荧光造影,超声多普勒,术中脑血管造影)、吻合血管供血区域脑组织功能评估技术(电生理监测)、吻合血管性能评估技术(超声移植血管流量测量,动脉压力测量)等。本节重点介绍动脉压力测量技术。

脑血管重建技术成功的关键因素之一是供体血管和受体血管之间的适当压力差。压力差是唯一的血流驱动力。压力差过小影响吻合血管的通畅性,也说明手术适应证选择不恰当。压力差过大,说明受体血管供血区脑组织低灌注严重,预示围手术期脑缺血(全身麻醉和手术的打击导致严重低灌注的脑组织缺血坏死)和过度灌注(低灌注的脑组织不适应灌注压力突然上升的剧烈变化)风险较大。有效调控重建血管压力差和流量是提高脑血管重建术质量、推动脑血管重建术由定性手术向定量手术演变的关键。

本节介绍中国医科大学附属第一医院脑血管重建手术中测量受体血管和供体血管压力的基本方法。重建血管压力测量的目的不是选择受体血管,而是估计预后,为将来定量调控重建血管压力和流量提供基础数据。为了更清晰地说明压力测量流程,特别邀请沈阳医学院铁煤集团总医院神经外科孙怀宇教授绘制手术插图。孙怀宇教授是医学手术绘图方面的顶级专家,得到同行的广泛好评。

脑血管重建手术中测量供体动脉和受体动脉压力的流程如下。

1. 游离颞浅动脉主干、额支和顶支。

2. 将颞浅动脉一支(额支或顶支)和大脑中动脉

（M2、M3 或 M4）做端侧吻合。

3. 在颞浅动脉另一支内置入动脉穿刺针套管。

4. 将动脉穿刺针套管连接压力换能器（心电监护仪的直接动脉压监测模块）。

5. 用临时动脉瘤夹临时夹闭阻断颞浅动脉主干，测量大脑中动脉逆流压力（P_{mca}）（平均动脉压），如图 7-2。测压后取下临时动脉瘤夹。

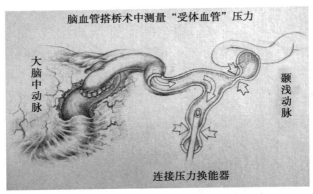

脑血管搭桥术中测量"受体血管"压力

大脑中动脉

颞浅动脉

连接压力换能器

图 7-2　测量大脑中动脉逆流压力（P_{mca}）

6. 用临时动脉瘤夹夹闭阻断和大脑中动脉吻合的颞浅动脉的一支，测量颞浅动脉顺行压力（P_{sta}）（平均动脉压），如图 7-3。测压后取下临时动脉瘤夹。

7. 计算重建血管压力差 $=P_{sta}-P_{mca}$（mmHg），如图 7-4。

五、前循环脑血管重建术

1. **颞浅动脉 - 大脑中动脉端吻合术**　主要用于治疗大脑中动脉 M2~M4 的解离性动脉瘤或炎性动脉瘤。由于颞浅动脉（STA）的流量变化较大，为 15~96ml/min，如果采用 STA-M2 吻合术,可能存在血流量不足的风险。

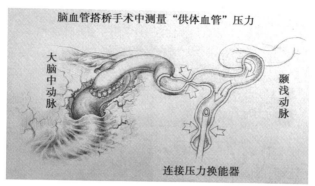

图 7-3 测量颞浅动脉顺行压力(P_{sta})

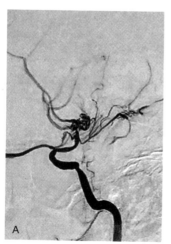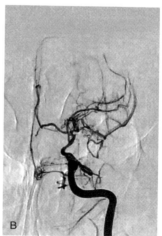

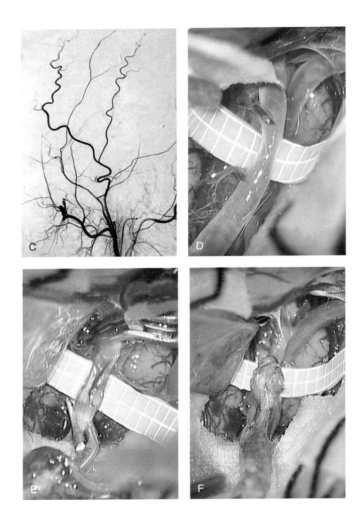

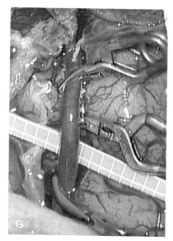
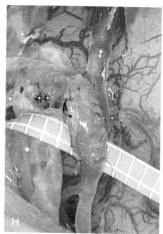
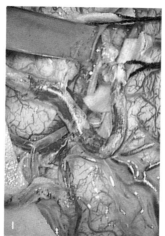

图 7-4　烟雾病左侧 STA-MCA 双搭桥

A～C. 造影成像；D. M3 下干；E、F. 计算 STA-M3 压力差 =71–18=53mmHg；
G. M4 额叶；H. STA 顶支 -M4 额叶端侧吻合；I. STA-MCA 双搭桥。

2. 颈外动脉 - 桡动脉 / 大隐静脉 - 大脑中动脉 M2 吻合术　主要用于治疗颈内动脉或大脑中动脉 M1 段

的难治性动脉瘤,包括:海绵窦内动脉瘤,占位效应起病;巨大动脉瘤,难以直接处理;术后复发动脉瘤;血泡样动脉瘤;M1段解离性动脉瘤。桡动脉(RA)或大隐静脉(GSV)可能被移植放置在耳前或耳后的皮下隧道,或者被移植放置在下颌骨下、颧弓下、颞肌下的头面部肌肉和颞骨之间。后者有利于保护移植血管免受外力损伤和气温变化的影响,缺点是需要更长的移植血管,桡动脉较短的病例可能受限。颈外动脉吻合处可以使用7-0血管线,大脑中动脉吻合处可以使用9-0血管线。获取移植血管时,可以使用钛结扎夹阻断细小分支后切断分支,方便快捷。留置在体内的钛结扎夹不妨碍术后的计算机断层扫描或磁共振成像检查。

3. **颌内动脉-桡动脉-大脑中动脉M2吻合术** 主要用于治疗颈内动脉、大脑中动脉M1段或M2段的难治性动脉瘤(图7-5、图7-6)。选择颌内动脉(IMA)作为供体动脉,主要因为:①颌内动脉是颈外动脉的主要分支,血流量较大(位于颈外动脉和颞浅动脉之间),可以达到120ml/min;②颌内动脉直径为2~3mm,与桡动脉直径接近,吻合血管匹配度好;③颌内动脉距离颅内血管比颈外动脉主干更近,需要移植的桡动脉较短,有利于保持移植血管的长期通畅性;④移植的桡动脉走行在颧弓和颞肌下方,有利于移植血管的保护。颌内动脉位于颅外颞下,较难获取,可以采用额颞眶颧入路,术中使用CTA导航定位颌内动脉,可降低手术难度。颌内动脉-桡动脉吻合,使用8-0血管线,端端吻合或端侧吻合后用钛结扎夹阻断吻合口远心端的颌内动脉,这样可以将颌内动脉的血流尽量多地引入颅内供应脑组织。

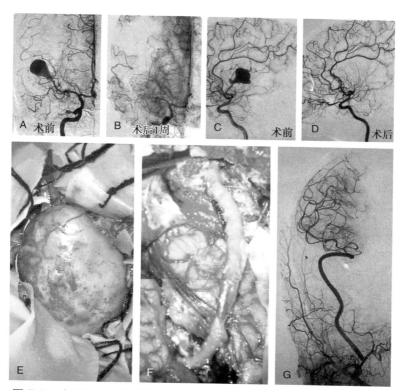

图 7-5　右侧 M2 上干破裂巨大解离性血栓动脉瘤,行右侧颌内动脉 - 桡动脉 - 大脑中动脉 M2 上干吻合,动脉瘤旷置,血栓切除术

A、C. 术前颈内动脉 DSA 造影成像;B、D. 术后颈内动脉 DSA 造影复查;E. 术中显露动脉瘤;F. 术中右侧颌内动脉 - 桡动脉 - 大脑中动脉 M2 上干吻合搭桥;G. 术后颈外动脉造影提示吻合通畅。

4. 颞浅动脉 - 桡动脉 - 大脑前动脉 A3 吻合术　主要用于治疗大脑前动脉 A2 段解离性动脉瘤或复杂前交通动脉瘤。当 A3-A3 侧侧吻合遇到困难时,比如两侧 A3 距离较远、动脉硬化严重等情况,需要选择将颞浅动脉的血流经过移植的桡动脉引入到 A3。A2 解离性动脉瘤,通常伴有严重的动脉硬化。治疗破裂 A2 解离性动脉瘤的最有效的方法是旷置解离的 A2,同时在 A3 进行血管重建。复杂前交通动脉瘤可以是手术后复发的动脉瘤或巨大血栓性动脉瘤,难以直接完成动脉瘤颈塑形夹闭或介入栓塞,需要旷置前交通动脉和 A2,同时在 A3 进行血管重建。

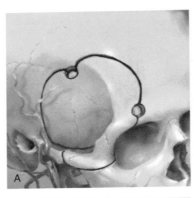
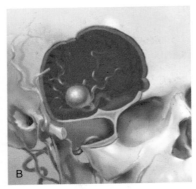
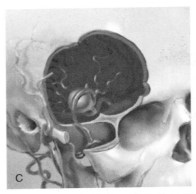
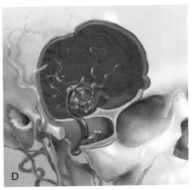

图 7-6　经右侧额颞眶颧入路行颌内动脉 - 桡动脉 - 大脑中动脉 M2 吻合,M2 上干动脉瘤旷置术示意(孙怀宇绘制)

A. 骨瓣位置;B. 骨瓣去除后动脉瘤位置;C. 动脉瘤夹闭前先行颌内动脉 - 桡动脉 - 大脑中动脉 M2 吻合术;D. 动脉瘤夹闭后行 M2 上干动脉瘤旷置术。

六、后循环脑血管重建术

1. **枕动脉 - 小脑后小动脉吻合术**　主要用于治疗累及小脑后下动脉（PICA）的椎动脉解离性动脉瘤。需要手术阻断椎动脉，旷置动脉瘤。为了预防 PICA 供血区缺血梗死，采用枕动脉（OA）-PICA 吻合术。枕动脉的流量可以达到 70ml/min，在枕部肌肉间和皮下迂曲走行。通常采用远外侧入路获取 OA，显露椎动脉 V3 和 V4 段。OA-PICA 端侧吻合术属于中深部脑血管吻合，推荐使用 21cm 的膝状血管吻合器械 9-0 血管线单定点连续缝合法。

2. **颌内动脉 - 桡动脉 - 大脑后动脉 P2（IMA-RA-P2）吻合术**　主要用于治疗基底动脉主干、基底动脉尖、双侧椎动脉的难治性动脉瘤。因为动脉瘤巨大、解离、血栓、迂曲蛇形、手术后复发等情况，难以直接处理后循环动脉瘤。颌内动脉 - 桡动脉 - 大脑后动脉吻合的血流量可以达到 120ml/min，可以替代一侧椎动脉的血流量。阻断载瘤动脉的近心端，通过逆转血流，可能同时达到保持基底动脉穿支动脉血供和治疗椎 - 基底动脉复杂动脉瘤的目的。采用额颞眶颧入路，经颞下或颞极显露大脑后动脉 P2 段。桡动脉 - 大脑后动脉 P2 端侧吻合操作属于深部脑血管吻合操作，推荐使用 23cm 的膝状血管吻合器械 9-0 血管线单定点连续缝合法。

3. 椎动脉 V3- 桡动脉 - 大脑后动脉 P2 吻合术手术适应证与 IMA-RA-P2 吻合术相同。采用远外侧入路显露椎动脉的颅外段、位于枕骨大孔和寰椎后弓之间的 V3 段。采用颞下入路显露大脑后动脉的 P2 段。通过移植桡动脉的两个端侧吻合,将椎动脉 V3 段的血流直接引流到大脑后动脉 P2 段,逆流供应基底动脉。

七、颅内 - 颅内脑血管重建术

1. **血泡样动脉瘤(补片)缝合术** 血泡样动脉瘤 (blood blister-like aneurysm,BBA)常见于颈内动脉 C2 段背侧(图 7-7、图 7-8)。迥异于常见的颅内囊性动脉瘤,BBA 瘤壁的细胞成分较少,主要由极薄的血栓构成。BBA 的治疗难度和风险明显高于常见的颅内囊性动脉瘤,是对神经外科医师的极大挑战。BBA 常规显微手术治疗和介入栓塞治疗的最大风险是术中颈内动脉破裂出血,术后 BBA 短期内复发。理论上最理想的治疗方式是缝合颈内动脉或补片修补颈内动脉。C2 段颈内动脉缝合或补片修补,属于中深部脑血管重建技术,推荐使用 21cm 的膝状血管吻合器械 8-0 血管线。C2 段颈内动脉缝合的最大难点是颈内动脉内侧壁的缝合,需要使用反针缝合技术,由浅部进针,深部出针。使用颈动脉补片缝合,可以保持颈内动脉直径,减少缺血风险。术中需要阻断颈内动脉的时间较长,需要先进行预防性脑血管重建术(STA-MCA 端侧吻合术)。

2. **A3-A3 侧侧吻合术** 主要用于治疗大脑前动脉 A2 段解离性动脉瘤或复杂前交通动脉瘤(图 7-9)。经前纵裂入路,显露并行的左右两个大脑前动脉 A3 段,将两个 A3 进行原位吻合(侧侧吻合)。此手术属于中深度

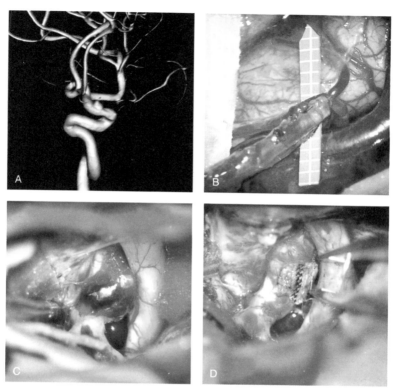

图 7-7　左侧颈内动脉 C2 段血泡样动脉瘤，行左侧颞浅动脉 - 大脑中动脉
　　　　端侧吻合（预防性脑血管重建术），左侧颈内动脉 C2 段补片缝合术
　　A. 左侧 C2 段血泡样动脉瘤影像学表现；B. 预防性 STA-M4 搭桥；C. 左侧
　　C2 段背侧血泡样动脉瘤；D. 左侧颈内动脉补片缝合术。

脑血管重建术，推荐使用 21cm 膝状显微吻合器械两定
点连续缝合法，使用 9-0 血管线。腹侧面连续缝合必须
一次成功，如果出现渗漏，没有加针止血的机会。由于
A3-A3 侧侧吻合操作不需要移植动脉，技术成功率高，
是首选的脑血管重建技术。

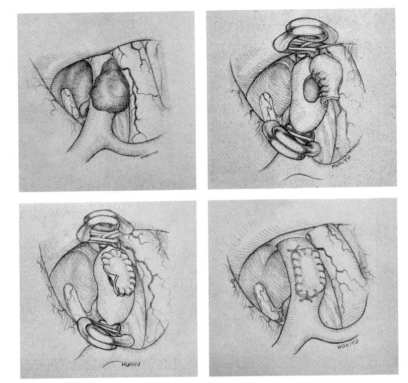

图 7-8　左侧颈内动脉 C2 段血泡样动脉瘤,行颈内动脉
C2 段补片缝合术

3. 小脑后下动脉重建术主要用于治疗 PICA 解离
性动脉瘤或累及 PICA 的椎动脉解离性动脉瘤。PICA
毗邻的血管较多,重建技术包括:PICA-PICA 侧侧吻合
术、PICA-VA 再植术、PICA 再吻合术。采用远外侧入
路,将 OA-PICA 端侧吻合术作为备选方案。两侧 PICA
的侧侧吻合术是最简洁的操作,如果两侧 PICA 位置毗
邻、平行,是首选的 PICA 重建技术。PICA-VA 再植术

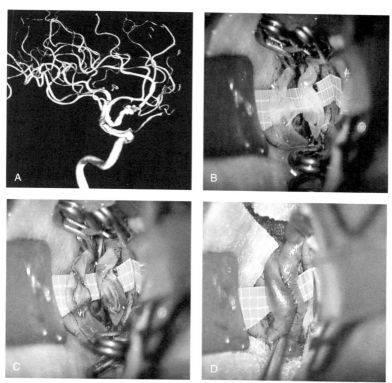

图 7-9　右侧大脑前动脉 A2 段破裂解离性动脉瘤,经前纵裂入路行
A3-A3 侧侧吻合、右侧 A2 段解离性动脉瘤旷置术

A. 术前影像学显示 A2 段破裂解离性动脉瘤;B、C. 术中将双侧 A3-A3 段
显露出,双侧阻断后,准备 A3-A3 侧侧吻合;D. 吻合后提示血管通畅。

是将动脉瘤远心端的 PICA 切断,将 PICA 端侧吻合到
椎动脉刚进入硬膜内的 V4 段。由于 PICA 管壁和 VA
管壁厚度不匹配,VA 的阻断时间较长,需要慎重选择
PICA-VA 再植术的适应证。PICA 再吻合术是将 PICA
中段的解离性动脉瘤切除,将 PICA 的两个断端进行端
端吻合。

4. 大脑中动脉 M2- 桡动脉 / 颞浅动脉 - 大脑中动脉 M3/ 大脑前动脉 A3/ 大脑后动脉 P2 吻合术主要用于 M2 解离性动脉瘤、A2 解离性动脉瘤、需要后循环重建的病例。当不适于原位吻合术、动脉再植术、动脉再吻合术时,可以通过移植血管间置术完成脑血管重建术。移植血管首选动脉,比如桡动脉或颞浅动脉。供体动脉选择大脑中动脉 M2,必须确保动脉吻合操作成功,不影响大脑中动脉吻合口远心端的供血。这种移植动脉间置的颅内 - 颅内血管重建术和颅外 - 颅内动脉重建术比较,其优势在于不需要到颅外获取供血动脉(颞浅动脉、颌内动脉、颈外动脉),但难点在于必须确保动脉吻合操作成功。

（佟志勇）

第八章
其他出血性脑血管病

第一节　概　述

除了高血压脑出血和蛛网膜下腔出血,其他原因的脑出血占出血性脑血管病的 10%~20%,包括脑淀粉样血管病、血管炎、脑血管畸形(动静脉畸形、海绵状血管畸形、静脉畸形和毛细血管扩张症等)、硬脑膜动静脉瘘、脑肿瘤(原发性和继发性)、烟雾病以及静脉窦血栓形成伴出血等。

一、脑淀粉样血管病

脑淀粉样血管病(cerebral amyloid angiopathy,CAA)是以软脑膜和皮质下中、小动脉中膜和外膜 β 淀粉样多肽(β-amyloid peptide,Aβ)沉积为特征的脑血管病变,可以造成脑淀粉样血管病脑出血。本病多见于老年患者,大多伴有慢性进行性痴呆,常为非外伤性、非高血压脑出血,特别是局限于大脑皮质和皮质下的多发性脑内出血,脑卒中发作呈多发性或复发性。病理学检查有确诊意义,脑组织活检动脉壁经刚果红染色后在偏振光下观察时,呈现出一种特征性的黄绿色(即苹果绿)双折射。

二、原发性中枢神经系统血管炎

原发性中枢神经系统血管炎(primary angiitis of central nervous system,PACNS)是主要累及软脑膜、皮质和皮质下中、小动脉的肉芽肿性血管炎。少数情况下血管炎可以导致脑出血或蛛网膜下腔出血。不同患者的 CT 或 MRI 表现差异较大。DSA 具有一定的诊断价值,经典改变为动脉血管交替性的狭窄和扩张,呈串珠样改变,或者多发性小血管中断,微动脉瘤形成,受累血管区的循环时间延长。

三、脑内海绵状血管畸形

海绵状血管畸形(cavernous malformation,CM)也称海绵状血管瘤(cavernous hemangioma),是指由众多薄壁血管组成的海绵状异常血管团,这些畸形血管紧密相贴,血管间没有或极少有脑实质组织,占中枢性神经系统血管畸形的 5%~13%,常发生于年轻人,可以是脑实质内出血或 SAH,一般出血量较少,不出现明显的症状,而不少患者以癫痫发作起病。MRI 示病灶周围有一环形的由含铁血黄素形成的低信号区,DSA 常为阴性。

四、脑动静脉畸形

脑动静脉畸形(arteriovenous malformation,AVM)是一种先天性中枢神经系统血管发育异常,主要的病理特征是在病变部位脑动脉与脑静脉之间缺乏毛细血管,致使动脉直接与静脉相接,形成了脑动、静脉之间的短路,产生一系列脑血流动力学的紊乱,临床上可表现为反复的颅内出血、部分性或全身性抽搐发作、短暂性脑缺血发作及进行性神经功能障碍等。

目前国际上主要采用 Spetzler-Martin 分级,根据病变大小、是否位于脑功能区和静脉引流的方式三种因素进行分级,见表8-1。

表 8-1　脑动静脉畸形 Spetzler-Martin 分级

	类别	分值 / 分
AVM 大小	小型（＜3cm）	1
	中型（3~6cm）	2
	大型（＞6cm）	3
所在脑区的功能	非功能区	0
	功能区	1
静脉引流的方式	仅为浅表引流	0
	深部引流	1

注:3 项分值相加的总和(1~5 分)即为该病例的级别(Ⅰ~Ⅴ级)。Ⅰ级:1 分;Ⅱ级:2 分;Ⅲ级:3 分;Ⅳ级:4 分;Ⅴ级:5 分;另外将涉及脑干和下丘脑的病例定为Ⅵ级。

五、硬脑膜动静脉瘘

硬脑膜动静脉瘘（dural arteriovenous fistula,DAVF）是硬膜上的动脉与静脉出现直接交通的一类血管性疾病,主要或全部由硬膜动脉供血,引流至静脉窦、硬膜或蛛网膜下隙的静脉,其交通最常发生于静脉窦壁上或者紧邻静脉窦的硬膜上。硬脑膜及其附属物(如大脑镰和小脑幕等)上的 DAVF 被称为硬脑膜动静脉瘘（cranial dural arteriovenous fistula, cDAVF), cDAVF 可发生在颅内任何部位, 但以海绵窦、横窦、乙状窦、小脑幕及上矢状窦多见, 其发生率占颅内血管畸形的 5%~20%, 随着影像学技术的发展和普及, 检出率增加而使发生率有所增高。本病确切病因不明, 有获得性、先天性和原发性(即原因不明)三种。本病可无临床症状, 偶尔发现, 也可引起颅内高压、出血和相应神经功能障碍, 甚至危及患者生命。Borden(1995)按静脉引流方式, 将本病分为 3 型。Ⅰ型: 瘘直接经硬膜静脉窦或者硬膜静脉引流; Ⅱ型: 经硬膜静脉窦或者硬膜静脉引流, 并伴有皮质静脉的逆向引流; Ⅲ型: 仅皮质静脉反流, 无静脉窦引流。Ⅲ型又可分为以下 4 种情况: ①瘘口位于静脉窦壁, 但不与其窦腔沟通; ②直接在脑膜供血动脉和桥静脉间形成瘘口; ③硬膜动脉与静脉窦沟通, 但该静脉窦已闭塞; ④在②的基础上, 只通过桥静脉引流。一般 Borden Ⅰ 型的患者症状轻微或无症状, Ⅱ、Ⅲ型者多有症状, 常需治疗。

第二节　治　疗

一、脑动静脉畸形的治疗

(一) 保守治疗

1. **调剂日常生活**　避免剧烈的情绪波动, 禁烟、酒, 疏通大便, 改善睡眠状况, 适当降低血压。如已出血应完全卧床休息 4~6 周, 并按 SAH 或脑内血肿进行治疗。

2. **控制癫痫**　根据发作类型选择抗癫痫药物。全身性和部分性发作,首选药物是苯妥英钠、苯巴比妥或扑米酮。对精神运动性发作可选用苯妥英钠、卡马西平、硝西泮或扑米酮、丙戊酸钠。对失神小发作可选用乙琥胺、丙戊酸钠、氯硝西泮、双酮类药物。

3. **对症治疗** 根据患者的症状给予药物以缓解或减轻其症状。

(二)手术治疗

显微神经外科切除术是最合理的治疗方法,不仅能杜绝出血的后患,而且去除了脑盗血的根源,在 AVM 的治疗中应作为首选方法来考虑。Spetzler-Martin 分级中Ⅰ~Ⅱ级的 AVM 均适合这种治疗,Ⅲ级的 AVM 建议采取综合治疗,Ⅳ级以上的 AVM 由于手术切除的危险性大,并发症发生率高而不宜采用。介于Ⅲ级与Ⅳ级的病例则应根据具体情况考虑。

(三)立体定向放射治疗

AVM 经立体定向放射外科治疗后,畸形血管壁发生缓慢的组织病理改变,正常结构破坏,被胶原性物质取代,血管腔变窄,腔内血栓形成而最后闭塞。然而这一闭塞过程需 2 年左右,在未完全闭塞前仍有出血可能。Colombo 指出 2 年内的出血率约为 4.1%。放射外科治疗 AVM 的闭塞率为 60%~85%,主要优势在于避免开颅损伤,对于手术切除困难或风险性较大的病变可以考虑立体定向放疗。放射外科治疗最常见的并发症,早期有恶心呕吐、癫痫发作,一般对症处理后能控制,晚期有脑白质放射性水肿和放射性坏死。水肿常发生于治疗后的 1~1.5 年,以后逐渐消退,3 年后完全消失。并发症的发生与畸形血管团的大小及照射剂量有关。通常认为,AVM 团的最大径线 ≤3cm,并位于脑深部结构,或经过血管内介入栓塞或开颅手术后仍残留的最大径不大于 3cm 的 AVM 是合适的病例。照射剂量以一次性 25Gy 作为中心剂量较完全又有效。治疗后,应每隔6 个月至 1 年复查 CT 或 MRI 或 DSA,直至脑血管造影证实病灶完全消失。

(四)血管内治疗

介入治疗的飞速发展,使得介入栓塞成为治疗AVM 的一种选择。但目前对于多数 AVM 而言,介入栓塞仍不是单独治疗的主要方法,常用于联合手术治疗或立体定向放射治疗。

二、硬脑膜动静脉瘘的治疗

(一)适应证

1. **自发性颅内出血** 包括脑内血肿、蛛网膜下腔出血和硬脑膜下血肿等。

2. 脑血管造影表现为 Borden Ⅱ型、Ⅲ型。

3. 颅内压增高。

4. **进行性神经功能障碍** 如视力减退、癫痫、共济失调等。

5. CTP 显示有因静脉压增高导致的脑灌注减低。

6. 进行性突眼、结膜水肿等眼部症状。

(二)治疗时机

有脑出血的患者原则上应在急性期就进行 DSA 检查,然后根据出血的具体情况和 DSA 检查所显示的具体危险因素,综合考虑,确定合适的治疗时机。

(三) 治疗方法

1. 压迫颈动脉治疗　对于血流较慢且没有皮质反流的海绵窦区 I 型 cDAVF,根据华山医院的经验,可在专科医师指导下进行压迫颈动脉练习,有 5%~8% 的患者可获得自发愈合。

2. 血管内治疗　血管内治疗是目前 cDAVF 最主要的治疗方式,可经动脉或静脉进行。对于有出血史、有难以耐受颅内血管杂音、进行性神经功能缺失者、局部压迫症状者和颅内压增高者,尤其应早期行血管内治疗。

3. 手术治疗　虽然血管内治疗是目前 cDAVF 最主要的治疗方式,但某些类型的疾病仍将手术作为首选治疗方案。此外,在既往部分栓塞、不完全栓塞或栓塞失败的病例中,手术治疗仍能获得成功。cDAVF 的手术治疗通常极具挑战性,术前需要做好充分的输血准备。手术必须由两位技术娴熟的神经外科医师配合进行,以尽可能地减少术中出血。如有神经介入医师的帮助,可在术前进行主要供血动脉的栓塞,但不宜进行颈外动脉主干等大血管的栓塞,以免影响术后切口的愈合。

4. 立体定向放射治疗　对于栓塞或者手术残留的 cDAVF,可结合立体定向放射治疗,采用伽马刀或射波刀治疗。

(四) 不同部位 cDAVF 的常用治疗方法

1. 前颅底 cDAVF　血管内介入治疗经眼动脉栓塞筛前、后动脉在技术上较困难,易引起失明等严重并发症,因此不宜采用。宜选用开颅手术切除病灶。

常用额下硬脑膜内入路,剪开硬脑膜并翻向中线。用脑压板小心地抬起额极内侧部,注意不要拉断筛板与额极皮质之间的桥静脉;后者常异常增粗和屈曲,或呈动脉瘤样扩大。可用双极电凝镊电凝这些异常血管,并切除之。筛板及其附近硬脑膜也应用电凝,这里硬脑膜血管出血常汹涌,但多能电凝止住。如果大脑镰前部也参加供血,应电凝后切除之。同时清除额叶内血肿或硬脑膜下血肿。

2. **海绵窦 cDAVF**　低流量的 Borden Ⅰ 型海绵窦 cDAVF 可用压迫颈动脉的方法,有部分患者可自愈。

该部位的 cDAVF 不适合开颅手术,介入治疗是常用方法。多采用经静脉入路栓塞海绵窦的方法来治疗。常用岩下窦入路,如果岩下窦不通,可尝试用泥鳅导丝将其潜在通道打通,如果还是无法打通,可以经面静脉 - 眼上静脉入路。栓塞材料常用可脱弹簧圈,有时可结合使用 Onyx 胶进行海绵窦栓塞。注射 Onyx 胶需特别注意向颈内动脉方向的反流,需注意监测或用球囊保护。

3. **上矢状窦 cDAVF**　上矢状窦 cDAVF 可以选择开颅手术或介入治疗。

开颅手术方法:患者仰卧,头中间位(双侧供血)或侧向对侧(同侧供血)。根据瘘口位置做相应皮肤切口和骨窗。沿上矢状窦剪开硬脑膜,向矢状窦翻开。用脑压板小心地牵开脑皮质,寻找脑皮质与上矢状窦之间的动脉化静脉,其常呈鲜红色、搏动,易与正常的皮质静脉区分。用一枚暂时阻断夹阻断之,可见其颜色由鲜红色变为暗紫色,确认为瘘口的引流静脉,用双极电凝凝固,剪断后再补充电凝,以确认不出血。

4. 小脑幕 cDAVF 小脑幕区的 cDAVF 多为 Ⅱ、Ⅲ型,位置较深,一般采用栓塞治疗。由于此处经静脉入路困难,常用经动脉入路注射 Onyx 胶的方法。小脑幕cDAVF 可分为内侧型、外侧型和切迹型,分别有不同的血管构筑学特点,需要根据情况选择合适的动脉入路。一般首选颈外动脉的分支,如脑膜中动脉、枕动脉等。对于切迹型患者,有时经颈内动脉 - 脑膜垂体干是唯一选择,这时需要用球囊辅助,保护颈内动脉,防止 Onyx 胶反流入颈内动脉。即使是选择颈外动脉分支注射 Onyx 胶,也要特别注意向颈内动脉或椎动脉方向的反流,强调在注射 Onyx 胶时要经常检查颈内动脉和椎动脉的通畅性。

有时小脑幕 cDAVF 的供血动脉仅来自大脑后或小脑上动脉,此时经动脉入路栓塞需要谨慎对待,一般采用开颅手术更为安全。一般枕叶皮质或小脑上部皮质与小脑幕之间鲜红色、搏动的动脉化静脉很容易寻找。确认为瘘口的引流静脉后,用双极电凝凝固,剪断后再补充电凝,以确认不出血。

5. 岩骨、斜坡 cDAVF 虽然文献报道此处的cDAVF 较少颅内出血,但华山医院所见患者却多为Ⅲ型,向软膜静脉引流并出血者常见。此处 cDAVF 可以选择介入治疗或者开颅手术。

在入路的选择方面要根据具体情况来决定。如果向颈静脉球或岩下窦引流,可采用经静脉入路,填塞颈静脉球或岩下窦。如果是向软膜静脉引流,则要采用经动脉入路注射 Onyx 胶的方法。注意事项与天幕区者相似。

开颅手术常采用枕下乙状窦后入路。

6. **横窦乙状窦区** 此处 cDAVF 的血管构筑通常是最复杂的,相对来说治愈率较低而复发率较高。治疗方法首选介入治疗,也可结合手术治疗,一般不推荐直接手术治疗。

介入治疗的方法常用经静脉入路,也可经动脉入路。如果横窦、乙状窦已经闭塞,选择经静脉入路填塞瘘口静脉端较为方便,可在弹簧圈栓塞后再注射 Onyx 胶,使其适度反流到动脉端,常可取得治愈的效果。如果横窦、乙状窦依然通畅,可采用经动脉入路注射 Onyx 胶,在静脉窦内可采用球囊保护其通畅性。

7. **枕大孔区 cDAVF** 此处的 cDAVF 供血动脉常起自椎动脉,静脉端常较细小,很难进入。介入治疗需要根据动脉端的具体构筑来决定,如果反流的风险小,可以考虑经动脉入路治疗,少量注射 Onyx 胶或者放入小弹簧圈。如果此处栓塞风险大,可以采用开颅手术的方法。

(五)术后处理

同一般栓塞术和开颅术的术后处理。由于 cDAVF 相对容易复发,需要定期复查脑血管造影。如果治疗不完全,有残留的患者,可以结合伽马刀或射波刀等立体定向放射外科治疗。

（赵元立）

参 考 文 献

[1] BADJATIA N, ROSAND J. Intracerebral hemorrhage [J]. Neurologist, 2005, 11 (6): 311-324.

[2] FERRO J M. Update on intracerebral haemorrhage [J]. J Neurol, 2006, 253 (8): 985-999.

[3] RYMER M M. Hemorrhagic stroke: intracerebral hemorrhage [J]. Mo Med, 2011, 108 (1): 50-54.

[4] PEZZINI A, DEL ZOTTO E, VOLONGHI I, et al. Cerebral amyloid angiopathy: a common cause of cerebral hemorrhage [J]. Curr Med Chem, 2009, 16 (20): 2498-2513.

[5] HAJJ-ALI R A, SINGHAL A B, BENSELER S, et al. Primary angiitis of the CNS [J]. Lancet Neurol, 2011, 10 (6): 561-572.

[6] SAATCI I, GEYIK S, YAVUZ K, et al. Endovascular treatment of brain arteriovenous malformations with prolonged intranidal Onyx injection technique: long-term results in 350 consecutive patients with completed endovascular treatment course [J]. J Neurosurg, 2011, 115 (1): 78-88.

[7] XU F, NI W, LIAO Y, et al. Onyx embolization for the treatment of brain arteriovenous malformations [J]. Acta Neurochir (Wien), 2011, 153 (4): 869-878.

[8] LOH Y, DUCKWILER G R. Onyx Trial Investigators: A prospective, multicenter, randomized trial of the Onyx liquid embolic system and N-butyl cyanoacrylate embolization of cerebral arteriovenous malformations [J]. Clinical article J Neurosurg, 2010, 113 (4): 733-741.

[9] MAIMON S, STRAUSS I, FROLOV V, et al. Brain arteriovenous malformation treatment using a combination of Onyx and a new detachable tip microcatheter, SONIC: short-term results [J]. AJNR Am J Neuroradiol, 2010, 31 (5): 947-954.

[10] ROSSITTI S. Transarterial embolization of intracranial dural arteriovenous fistulas with direct cortical venous drainage using ethylene vinyl alcohol copolymer (Onyx)[J]. KlinNeuroradiol, 2009, 19 (2): 122-128.

[11] LV X, JIANG C, LI Y, et al. Embolization of intracranial dural arteriovenous fistulas with Onyx-18 [J]. Eur J Radiol, 2010, 73 (3): 664-671.

[12] PANAGIOTOPOULOS V, MÖLLER-HARTMANN W, ASGARI S, et al. Onyx embolization as a first line treatment for intracranial dural arteriovenous fistulas with cortical venous reflux [J]. Rofo, 2009, 181 (2): 129-138.

[13] SUN D Q, CARSON K A, RAZA S M, et al. The radiosurgical treatment of arteriovenous malformations: obliteration, morbidities, and performance status [J]. Int J Radiat Oncol Biol Phys, 2011, 80 (2): 354-361.

第三部分
复合性手术技术

第九章

概　述

一、复合手术技术的发展

复合手术室除配备有手术床、麻醉机和显微镜等手术室常规设备外,还必须配备有固定血管造影、CT 或磁共振等医学成像设备的洁净手术室,具备开展介入微创与显微外科手术等检查和治疗活动的条件。1996 年由 Angelini 等首先提出复合手术的概念,主张通过结合经皮介入治疗和外科血管搭桥术治疗心脏冠状动脉疾病。首个复合手术间于 2006 年落成于日本神奈川东海大学医学院,命名为 Magnetic resonance/X-ray/Operating room (简称 MRXO)。MRXO 由三部分组成,分别配备 DSA、CT 和 MRI,用于神经外科疾病的治疗。然而,MRXO 中主要进行显微手术后的影像学检查,并未开展介入治疗联合显微手术的复合手术操作。Byrne 等于 2008 年首次将复合手术的理念付诸实践,开展了经皮穿刺冠脉介入治疗联合微创冠状动脉搭桥术。随后,复合手术技术的应用范围逐渐扩展至胸外科、血管外科。复合手术通过联合介入技术和外科手术操作使更多血管相关的疑难疾病得到治愈。至 2011 年,复合手术已实现跨专业的疾病联合治疗。Halkos 等开展了经皮冠脉介入治疗联合不停跳冠状动脉搭桥术,并同台进行了外周动脉支架置入的操作。复合手术技术的发展依托于各专业治疗手段的不断进步,并通过技术融合使后者发挥出更大的作用。

二、复合手术技术在神经外科的应用

在 2011 年,神经外科领域首次应用复合手术理念进行脑血管病的治疗。Murayama 等按照显微手术与介入治疗联合的理念尝试了多种脑血管病的复合手术治疗,包括颅内动脉瘤、脑动静脉畸形和硬脑膜动静脉瘘等。复合手术技术已在中国、美国、瑞士等国家的多个医疗中心开展。随着经验和技术的积累,复合手术治疗脑血管疾病的范围逐渐扩大,可治疗的疾病谱不仅包括颅内动脉瘤、脑动静脉畸形等出血性疾病,还包括颈动脉狭窄等缺血性疾病,以及动脉瘤合并脑动脉狭窄的复杂情况。复合手术技术通过结合介入治疗与显微手术拓宽了脑血管病治疗的疾病谱,同时也为脑血管病的诊疗模式带来了变革。同时具备医学影像设备和无菌手术条件的复合手术室构建出一条完整的"诊断 - 治疗"绿色通道,提高了急诊脑血管病患者的抢救效率和治疗水平。此外,复合手术室中的医学影像、介入和手术设施均可作为端口向外拓展,接入其他手术辅助设备和患者评价设备,产生更广阔的应用场景。

心、脑血管疾病在发病原因和干预手段上具有一定的相似性,且疾病进程相互影响。在"脑心同治"的理念下,复合手术室是同时开展心脑血管疾病评估与治疗的重要载体,为跨学科开展心脑血管疾病的治疗和研究提供了理想的平台。

（王　硕　仇汉成　王明泽　张鸿祺）

第十章
复合手术技术在出血性脑血管病治疗中的应用

高血压或淀粉样变所致的自发性脑内出血（以下简称自发性脑出血）、颅内动脉瘤破裂所致的蛛网膜下腔出血和脑动静脉畸形破裂出血是出血性脑卒中的主要类型。复合手术通过整合诊断与治疗流程、联合介入与显微外科技术，使出血性脑血管病的诊疗更为高效和安全。

一、出血性脑卒中的复合手术诊疗模式

复合手术室是开展自发性脑内出血绿色通道救治的理想载体。脑卒中患者发病后，即被送往邻近地区的脑卒中中心，接受内科或外科治疗。在采取进一步治疗前，应当对导致出血性脑卒中的原发疾病进行诊断，通常患者在急诊行头部 CT 和必要的入院检查。患者入院接受急诊全脑血管造影术以确定病因后，根据具体情况行急诊或择期外科治疗。这一常规诊疗流程中常涉及急诊科、神经影像科、神经介入科和神经外科等多个部门，需要良好的组织与协调以保证患者救治效率。而在

具备全天候条件的复合手术室内,患者经急诊绿色通道到达手术室中便可接受头部 DynaCT 明确出血部位,进行全脑数字减影血管造影(DSA)明确原发疾病,进而根据病因和病情的严重程度决定是否原地接受手术。

在导致出血性脑卒中的疾病中,当颅内血肿危及患者生命时需急诊手术清除血肿减压,挽救生命。部分动脉瘤破裂致蛛网膜下腔出血患者(不高于 Hunt-Hess Ⅳ 级)存在急诊手术指征,应及时进行手术以预防动脉瘤再次破裂出血。即使在复合手术室进行相关诊疗,急诊颅内动脉瘤并不必采用复合手术的手段进行外科干预,可根据患者具体情况灵活采用显微外科、介入或复合手术(详见下文)的方式治疗。

脑动静脉畸形破裂导致的颅内出血并非急诊开颅手术的指征。在夜间急诊状况下通过复合手术室的 DSA 明确病因后,可对患者进行重症监护和支持治疗,而后择期在准备充分的情况下进行手术治疗。充分的术前准备、齐全的辅助设施和精力充沛的医护人员是提高手术安全性和降低术后神经功能障碍发生风险的必要条件,上述条件难以在夜间急诊手术中具备。

复合手术在高血压或淀粉样变导致的自发性脑出血的急诊手术中也可以发挥一定作用。通过血管造影明确诊断后,可以将 DynaCT 影像导入神经导航设备中,通过面部轮廓或关键标记点的匹配进行导航引导的内镜血肿清除手术。在不具备导航设备的条件下,亦可通过在患者头皮粘贴标记物的方式定位血肿,以设计手术入路。

在使用复合手术室开展出血性脑卒中的诊疗过程中,应将各项技术模块灵活组合,以提高诊疗效率和救治水平。

二、颅内动脉瘤的复合手术治疗

(一)复合手术治疗颅内动脉瘤的优势

预防破裂和复发是治疗颅内动脉瘤的最主要目标。传统的显微手术夹闭术、搭桥术和单纯介入治疗在颅内动脉瘤的治疗中具有不同的优势,同时也存在各自的不足。复合手术结合传统显微手术与介入治疗,可将两种治疗方式的优势相结合。①复合手术通过显微手术的方式可彻底夹闭动脉瘤,塑形载瘤动脉,有效防止动脉瘤的破裂出血和复发;②介入技术通过球囊临时阻断等技术对形态复杂或位置不佳的动脉瘤进行血管内阻断,为夹闭或搭桥提供了少血的手术环境;③介入栓塞与显微夹闭可以相互补充,处理复杂动脉瘤或多发动脉瘤,使患者通过一次手术即可消除动脉瘤破裂的风险。

此外,动脉瘤夹闭后的术中数字减影血管造影(iDSA)不仅可以通过 2D 或 3D 影像及时发现动脉瘤瘤颈残留或载瘤动脉狭窄,还可通过血流灌注分析及时定量评估载瘤动脉下游的血供情况,为术后脑灌注的管理提供依据。

(二)复合手术治疗颅内动脉瘤的模式探索

1. **球囊辅助的动脉瘤夹闭术** 复合手术在治疗颈内动脉眼动脉段和交通段的动脉瘤时具有较大的优势。在传统显微手术夹闭眼动脉段动脉瘤的过程中,通常需要磨除前床突以显露动脉瘤整体。此时,只有通过颈部切口显露颈内动脉颅外段才能阻断动脉瘤上的血供。这一操作无疑增加了手术难度和操作风险。而通过单纯介入技术治疗时,颈内动脉纡曲不利于支架展开贴壁,容易造成管腔狭窄及其他不良事件。

　　在复合手术中可以通过介入技术送入自适应球囊对载瘤动脉进行阻断,而后通过显微外科技术夹闭动脉瘤。血管内自适应球囊通常放置于动脉瘤上游或跨动脉瘤颈放置。放置于动脉瘤上游的球囊应尽量靠近动脉瘤,以防止眼动脉等分支血流反流,破坏阻断效果。跨瘤颈放置球囊能够产生更好的阻断效果,减少动脉瘤内的血流并降低张力。在将自适应球囊跨动脉瘤颈放置时,球囊的选择至关重要。球囊长度应大于动脉瘤颈宽度,以保证充盈时提供足够支撑力,避免球囊落入动脉瘤中。在首次预释放球囊时应小心谨慎,在达成阻断目的时及时停止加压,避免撕裂动脉瘤颈。在解除球囊阻断前,应记录球囊压力。术中球囊阻断的时机可根据手术需要在显露或夹闭动脉瘤的过程中进行。球囊的释放程度以达到预先记录的压力值为参照,根据术者镜下所见进行调整,以完全封闭瘤颈为最理想状态。可以在充盈球囊的造影剂盐水中加入少量医用染色剂以增强辨识度。通常 4mm 直径的自适应球囊充分充盈后,其直径与颈内动脉眼动脉段及交通段直径相似。跨瘤颈放置的球囊有助于避免载瘤动脉狭窄。解除球囊阻断前应充分冲洗球囊近端,以避免血栓形成,阻塞下游动脉。

2. **颅内远隔部位动脉瘤的复合手术治疗** 由于显微手术入路显露范围有限,远隔部位动脉瘤通常分期处理。无论是选择分期显微外科夹闭还是介入治疗,患者通常需接受多次全身麻醉,且在治疗等待期内,未治疗的动脉瘤仍然存在破裂风险。这一困境在发生蛛网膜下腔出血但责任动脉瘤不明确的患者中尤为突出。通过复合手术可根据动脉瘤的形态学和位置特征进行手术计划,同期对远隔部位动脉瘤进行显微外科处置和介入治疗,以提升治疗效率和安全性。

3. **介入技术与显微外科技术的相互补救** 尽管术中的不良事件发生率低,但其永远与外科治疗相伴。在传统治疗过程中,介入治疗导致的不良事件通常需要通过显微手术补救,反之亦然。由于存在患者转运等环节,补救性治疗往往匆忙且紧急,是为避免损害进一步扩大不得已而为的。在复合手术中,手术医师充分了解介入技术与显微手术技术的优势与劣势,能够对手术可能出现的风险有所预见,如动脉瘤栓塞破裂、动脉瘤夹闭不全,从而可以从容地对术中不良事件进行处理。

三、脑动静脉畸形的复合手术治疗

脑动静脉畸形通常具有不同的大小、弥散程度和血管构筑学特征,使其手术难度与风险也不尽相同。而畸形巢(nidus)与功能区的位置关系通常与患者的神经功能预后显著相关。通过 Spetzler-Martin 分级系统,动静脉畸形被分为 5 个不同级别,与手术难度和神经功能预后具有较高的对应程度。对于 Spetzler-Martin Ⅰ级和

Ⅱ级的脑动静脉畸形,显微手术切除和血管内介入治疗都能够取得令人满意的治疗效果。而对于Ⅲ级以上的高级别的脑动静脉畸形,单一治疗方法难以同时兼顾畸形完全闭塞和神经功能保护。当前最常采用的是由介入栓塞、立体定向放疗和显微手术联合的分期治疗模式,即所谓多模态综合治疗(multimodality treatment)。该治疗方式能够通过介入栓塞、立体定向放疗手段闭塞部分畸形巢或供血动脉,降低手术的难度和风险。在治疗体积大、血流量高的脑动静脉畸形病例时,这种治疗方式能够显著降低复杂脑动静脉畸形患者的手术死亡率、神经功能恶化的发生率和术后癫痫的发生率。但是,分期治疗过程中仍存在风险,例如介入治疗时导管解脱失败、术中出血、静脉窦栓塞,以及在治疗间期出现再出血、脑梗死和癫痫发作,而且还出现过畸形巢栓塞后残留以及血管再通的报道。一站式复合手术的出现,为解决这些问题提供了机会。一站式复合手术是一种源自心脏外科的手术技术,能够将分期进行的显微外科手术与血管内介入治疗整合为一次手术,且术中不必移动患者。这一技术被用于脑血管疾病的治疗,并被认为具有安全治愈复杂脑动静脉畸形的潜力。

(一)复合手术治疗脑动静脉畸形的优势

完全切除或影像学闭塞是消除脑动静脉畸形出血的唯一方法。对于高级别脑动静脉畸形,只有显微手术或联合显微手术的多模态综合治疗是彻底将其消灭的有效手段。与单纯的显微手术切除或多模态综合治疗相比,由于复合手术结合了神经影像学技术、神经介入治疗和显微外科操作,因此具备更多优势。

1. **术中数字减影血管造影(iDSA)** iDSA是判断脑动静脉畸形残留的"金标准"。在结构弥散或血管构筑复杂的脑动静脉畸形手术中,显微镜下的畸形血管与正常动脉的终末分支往往容易混淆。在微创原则下,保留的脑组织中可能混有残留侧畸形巢。残留的动静脉畸形巢仍存在出血风险,使手术功亏一篑。当前常用的术中筛查手段主要包括多普勒超声和吲哚菁绿(ICG)造影。术中多普勒超声的效果通常受术者手法、患者体位和超声医师经验等多方面因素的影响,存在假阴性的风险;ICG造影往往直观地通过血流速度反映畸形巢的残留情况,但其显影范围仅限于直视可见的范围。在复合手术中,术中数字减影血管造影(iDSA)则是明确动静脉畸形残留的"金标准"。通过比较iDSA中同级别动脉血流的到达时间和静脉显影的时间,可以有效地发现残留的动静脉畸形巢。将造影结果通过软件定量分析则可获得更加明确的结果。

2. **通过介入的方法降低显微手术风险的能力** 显微手术切除脑动静脉畸形的难点在于病变血供丰富,难以控制术中出血。介入技术中的球囊阻断和经动脉/静脉栓塞均可起到降低畸形巢内血流流速、流量的作用,降低手术风险。当前,脑动静脉畸形的切除方式主要是沿病灶周围的潜在腔隙进行锐性分离。紧凑型脑动静脉畸形的边界与脑组织界线明显,易于辨识。而弥漫型脑动静脉畸形的畸形巢与脑组织掺杂,此时由内向外沿异常结构清除会造成较多的术中出血。由于栓塞剂具有一定的流动性,且畸形巢结构相通,因此切除前对脑动静脉畸形进行栓塞也可起到标记病灶的作用,明确病变边界,减少术中出血。

3. **通过显微手术构建介入治疗通路的能力** 在介入治疗中,通常需要将微导管超选至尽可能接近畸形巢的位置,而后注射栓塞剂。传统的经动脉入路介入操作通常需要通过性良好的供血动脉。供血动脉狭窄、迂曲或发出自过路血管(en passant)会增加介入栓塞的难度和手术风险。在进行单纯的介入栓塞术时,可供选择的传统介入操作入路较少,仅包括股动脉、桡动脉、颈动脉或股静脉、颈静脉等。在血管内较长的行程导致导管操作的困难。由于穿刺点与病灶距离遥远、迂曲,通过股动脉或桡动脉入路将微导管超选入目标动脉十分具有挑战性。尽管经颈动脉入路可以缩短导管行程,但会导致手术风险升高和相关并发症的增加。经静脉介入手术通常选择股静脉或颈静脉建立通路。此类做法通常在颅内静脉微管超选时面临挑战,主要是由于颅内静脉具有解剖变异性高、分支角度大和血管壁薄弱的特点。因此入路的局限性是制约其发展的重要因素。脑动静脉畸形通常具有粗大的引流静脉。在复合手术中,外科开颅术可以使病变的浅表引流静脉获得充分显露,可以通过直接穿刺浅表引流静脉建立通路,置入微导管进行栓塞操作。通常浅表引流静脉与畸形巢距离较短且路径通畅,能够克服传统经静脉入路的局限性。该方法首次出现在脊髓浅表动静脉瘘的治疗中,作为紧急手段解决术中止血困难的问题。在复合手术中,直接穿刺浅表静脉建立静脉入路的技术适用于动、静脉入路条件不佳的患者。介入和外科手术能够互补性地结合,并克服单一治疗手段的局限性。

(二)复合手术治疗脑动静脉畸形的模式探索

1. 近功能区侧靶向栓塞联合显微切除术 主要用于治疗累及功能区或传导束的病变(功能磁共振成像结果提示病变 - 功能区距离<5mm)。介入术中通过供血动脉的三维血管造影和微导管造影明确各分支供血动脉的责任畸形巢。将三维重建的血管造影结果与功能磁共振成像匹配选择目标栓塞区域。使用微导管超选入目标畸形巢内进行靶向栓塞。优先栓塞目标区域,在此基础上可酌情利用畸形巢连通的特性栓塞其他畸形巢。栓塞时应注意栓塞剂的扩散趋势,尽量避免累及引流静脉,严格避免累及供血动脉的正常分支。对部分栓塞后的畸形巢进行显微手术切除。近功能区侧栓塞后的畸形巢在栓塞完全的情况下予以适当保留以保护功能区。

2. 深部供血动脉栓塞联合显微切除术 主要用于降低术野深部供血带来的出血风险。来自术野深部的供血主要包括豆纹动脉、脉络膜前动脉、脉络膜后动脉、丘脑穿动脉等传统意义上的穿支动脉。同时,深部供血也包括在术野中不能通过牵拉脑组织显露的供血动脉限制而不便于在术野中显露的供血动脉,如来自大脑后动脉、小脑上动脉和小脑前下动脉的供血。复合手术可以通过介入栓塞或球囊阻断从血管内闭塞来自术野深部的供血动脉,便于外科手术中止血。对深部供血动脉的阻断可将显微外科术中的出血量控制在较稳定的范围内,提高手术的可控性。

3. 经静脉入路栓塞联合显微切除术 主要用于动脉入路条件不佳的病灶。经动脉入路是当前介入栓塞最常用的入路方式,其中又以经股动脉最常用。该入路行程较长,导致微导丝和微导管远端操控性降低。当遇到动脉迂曲或管径纤细的情况时,难以将微导管超选入畸形巢中进行安全栓塞。脑动静脉畸形由于其特殊的血流动力学特征,通常具有扩张粗大的引流静脉。因此,经静脉入路可以作为经动脉入路条件不佳时的替代方案并实现相似的栓塞效果。在一站式复合手术中,经静脉入路不仅可以在股静脉和颈静脉建立,也可以通过开颅显露浅表引流静脉后直接穿刺建立,以获得更短的通路便于介入操作,而且,直接穿刺浅表静脉建立通路可以避免静脉薄壁和大转角等危险因素,降低经静脉微管超选的风险。在开颅的状态下,外科手段可以及时介入解决栓塞过程中出现的不良事件。

(王　硕　仇汉成　王明泽　张鸿祺)

第十一章
复合手术技术在缺血性脑血管病治疗中的应用

缺血性脑血管病主要包括急性缺血性脑血管病、脑供血动脉重度狭窄及闭塞等。复合手术通过整合诊断与治疗流程、联合介入与显微外科技术,使缺血性脑血管病的诊疗更为高效和安全,同时使某些传统方法不能解决的问题得以解决。

一、缺血性脑卒中的复合手术诊疗模式

对于急性缺血性脑血管病,快速启动全方位的治疗与良好的预后紧密相关,前者必须以高效全面的脑卒中救治体系为基础。传统的脑卒中救治体系不仅人员构成覆盖数个科室,而且治疗空间多并分散,从急诊室到放射科,从导管室到外科手术室、再到病房,空间上的零散分割必然导致时间流程上的低效冗余。某种程度上,依托于复合手术室的急性脑卒中一站式诊疗很好地解决了上述问题。复合手术室内的临床与影像评估、治疗决策的制订实施等环节几乎可以并行开展,而非必须顺位依次进行。可以说,物理空间层面上的高效合并是复合手术室一站式诊疗

促成最优急性脑卒中救治体系的重要因素之一。

另外，急性缺血性脑血管病的诊疗救治越来越多地被认为不是某个单一学科的技术能涵盖的。譬如急性缺血性脑卒中，就需要神经影像科、神经内科、神经介入科、神经外科等多学科的诊疗技术。传统情景下，不同学科的医师多以会诊的形式评估救治患者，然而实际情况下，这种诊疗模式下的各学科技术很难无缝衔接、充分融合，最终会影响治疗效果。在复合手术室条件下，多学科医师可以共处一室，充分基于自身专业知识与患者的个体化情况综合评估、制订诊疗决策，真正地做到多学科诊疗。整个过程均在复合手术室内一站式完成，在保证救治高质量的同时，时间上也做到了最大限度的节省。这种复合手术室一站式诊疗模式下的多学科救治体系，会让患者的最终预后明显优于传统模式。

从技术操作层面的角度，复合手术室完美地融合了神经外科与神经介入科两类操作的优势。这在复杂缺血性脑血管病（如脑供血动脉重度狭窄、慢性颈内动脉闭塞等）的治疗方面表现尤为突出。

而对于缺血性烟雾病搭桥术后，即刻造影验证搭桥效果，对于保证手术疗效起到的作用则显而易见。

二、急性缺血性脑血管病在复合手术室条件下的一站式治疗

（一）静脉溶栓治疗

1990 年美国国家神经疾病和中风研究所（national institute of neurological disorders and stroke，NINDS）随

机对照试验结果表明,急性缺血性脑卒中发病 3 小时内使用 0.9mg/kg 组织型纤溶酶原激活物（tPA）可以改善患者 3 个月后的临床结局,自此 tPA 静脉溶栓治疗成为急性缺血性脑卒中治疗的"金标准"。后续的欧洲协作性急性卒中研究-3（European cooperative acute stroke study-3，ECASS-3）又将 tPA 的治疗时间窗延长到了发病后 3.0~4.5 小时,但同时也提示,开始静脉溶栓的时间越晚,发生症状性颅内出血的风险越大。

静脉溶栓的适应证:①年龄 ≥ 18 岁;②发病 4.5 小时以内;后循环动脉闭塞溶栓治疗可根据病情评估适当放宽;③诊断为缺血性脑卒中,具有明确的神经功能缺损;④头颅 CT 已排除颅内出血;⑤患者或家属签署知情同意书。

静脉溶栓的禁忌证:①既往有颅内出血病史。②症状提示蛛网膜下腔出血。③存在颅内肿瘤、动静脉畸形或动脉瘤。④近 3 个月有严重头颅外伤史或脑梗死病史,但不包括陈旧性腔隙性脑梗死未遗留神经功能症状及体征;近 1 周内有在不易压迫止血部位的动脉穿刺史。⑤近期有颅内或椎管内手术史。⑥严重心、肝、肾功能不全或严重糖尿病患者。⑦伴有活动性出血。⑧急性出血倾向:血小板计数低于正常;已口服抗凝血药,且国际标准化比值（INR）>1.7 或凝血酶原时间 >15 秒;48 小时内接受过肝素治疗［活化部分凝血活酶时间（APTT）超出正常范围］;正在使用直接凝血酶或 Xa 因子抑制剂,且敏感的实验室指标（如 APTT、INR、血小板计数、蛇静脉酶凝结时间、凝血酶时间或恰当的 X 因子活性测定)异常。⑨血糖<2.7mmol/L;收缩压>185mmHg,或舒张压>110mmHg,或在时间窗内无法安全地将血压控制在要求范围。⑩ CT 显示低密度范围>1/3 大脑半球。

对于急性脑卒中患者,当头颅 CT 平扫排除颅内出血、头颅 MRI 提示急性缺血性脑卒中后,在排除静脉溶栓的禁忌证后,应立即启动 rtPA 静脉溶栓。在复合手术室条件下,急性缺血性脑卒中患者可以在手术室完成影像评估后立即原地进行静脉溶栓,大大节省了传统情况下从放射科返回急诊室或到神经内科病房进行静脉溶栓所需的路途转运时间,有助于改善患者的预后。

(二)血管内治疗

1. 机械取栓治疗 约 38.7% 的急性缺血性脑卒中由大血管急性闭塞所致,对于这一类缺血性脑卒中,单纯 rtPA 静脉溶栓的血管再通效果并不理想。20 世纪 90 年代,神经介入科医师就开始尝试通过动脉内溶栓治疗急性缺血性脑卒中,并取得良好的效果。然而,2013 年,血栓切除术治疗脑卒中栓子的机械取栓血管再通试验(mechanical retrieval and recanalization of stroke clots using embolectomy,MR RESCUE)、急性缺血性脑卒中局部和系统溶栓比较试验(intra-arterial versussystemic thrombolysis for acute lschemic stroke,SYNTHESIS Expansion)和卒中介入治疗Ⅲ(Interventional Management of Stroke Ⅲ,IMS-Ⅲ)三项临床随机对照试验结果均未能证实血管内治疗比单纯 rtPA 静脉溶栓让急性缺血性脑卒中患者更为获益。在结合了优化试验设计、强调影像选择出大血管闭塞患者、快速诊疗、使用更好的取栓支架等因素之后,2015—2016 年共六项多中心随机对照试验荷兰急性缺血性脑卒中血管内治疗多中心随机对照研究(a multicenter randomized clinical trial of endovascular treatment for acute ischemic stroke in the Netherlands,MR CLEAN),小核心梗死灶和前循环近心端闭塞的血管内治疗研究(endovascular treatment for small core and anterior circulation proximal occlusion with emphasis on minimizing ct to recanalization times,ESCAPE),急诊神经功能缺损的延长动脉内溶栓时间研究(extending the time for thrombolysis in emergency neurological deficits-intra-arteria,EXTEND-IA),SOLITAIRE FR 机械取栓与最佳药物治疗在发病 8 小时内前循环大血管闭塞所致急性卒中治疗中的随机试验(a randomized trial of revascularization with SOLITAIRE FR device vs.best medical therapy in the treatment of acute stroke due to anterior circulation large vessel occlusion presenting within eighthours of symptom onset,REVASCAT),Solitaire 支架取栓作为主要血管内治疗试验(solitaire with the intention for thrombectomy as primary endovascular treatment trial,SWIFT-PRIME),静脉注射阿替普酶后机械取栓与卒中后单独使用阿替普酶的比较研究(mechanical thrombectomy after intravenous alteplase versus alteplase alone after stroke,THRACE)结果均明确指出,对于前循环大血管闭塞患者,以机械取栓为代表的血管内治疗可以大大改善患者预后。继静脉溶栓之后,机械取栓也成为前循环大血管闭塞脑卒中"金标准"的治疗内容。

（1）机械取栓的适应证：①发病前 mRS 评分 0~1 分；②颈内动脉或大脑中动脉 M1 段闭塞所致的急性缺血性脑卒中；③年龄 ≥ 18 岁；④美国国立卫生院神经功能缺损评分（NIHSS）≥ 6 分；⑤ Alberta 脑卒中项目早期 CT 评分（ASPECTS）≥ 6 分；⑥发病 6 小时内进行股动脉穿刺启动治疗；⑦患者或家属签署知情同意书。

对于以下情况，机械取栓治疗获益尚不明确，权衡利弊后采取治疗有可能是合理的：①大脑中动脉 M2 段、M3 段闭塞所致的、发病 6 小时内的急性缺血性脑卒中；②大脑前动脉、椎动脉、基底动脉或大脑后动脉闭塞所致的、发病 6 小时内的急性缺血性脑卒中；③发病前 mRS 评分>1 分、ASPECTS 评分<6 分或 NIHSS 评分<6 分的颈内动脉或大脑中动脉 M1 段闭塞所致的发病 6 小时内急性缺血性脑卒中。

（2）超时间窗的机械取栓治疗：2018 年，DAWN 和 DEFUSE 3 两项多中心大型临床随机对照试验基于高级神经影像学手段［CTP 或灌注加权成像（PWI）］，选择出发病时间超过传统时间窗但影像学证据仍提示存在可挽救脑组织的急性缺血性脑卒中患者，进行机械取栓治疗，发现仍能让患者明确获益。DAWN 和 DEFUSE 3 是目前唯一的两个证实了发病时间>6 小时的患者也能从机械取栓中获益的随机对照试验（randomized controlled trial，RCT），但这一结论是严格基于二者对患者的入选标准的。DAWN 试验的时间窗为最后一次正常的时间到接受血管内治疗的时间在发病 6~24 小时，其特殊的患者入选标准在于临床（NIHSS 评分）与影像学检查(CTP 或 DWI)的不匹配:①年龄 ≥ 80 岁者,NIHSS 评分 ≥ 10 分且梗死核心<21ml;②年龄<80 岁者,NIHSS 评分 ≥ 10 分且梗死核心<31ml;③年龄<80 岁者,NIHSS 评分 ≥ 20 分且梗死核心<51ml。DEFUSE 3 试验的时间窗为最后一次正常的时间到接受血管内治疗的时间在发病 6~16 小时,其特殊的患者入选标准为基于灌注与梗死核心的不匹配,即梗死核心体积<70ml,不匹配比例>1.8,且不匹配体积>15ml。因此,对于发病时间在 6~24 小时的前循环大血管闭塞脑卒中患者,符合 DAWN 或 DEFUSE3 标准的可以进行机械取栓治疗。

(3)其他相关要求:①器械选择。目前,取栓支架仍然是机械取栓的一线选择,其他器械用于血管内治疗的研究尚在研究中。②麻醉方式。机械取栓的麻醉方式目前尚无定论,建议根据患者的危险因素、临床特征及操作相关情况综合评估选择,未来需要这方面的 RCT 研究提供决策数据支持。③血压控制。关于术中及术后 24 小时内血压的理想控制水平,目前亦无定论,实际临床中需要根据术中再通情况、患者基础血压、危险因素、发病时间等因素综合评估,但一般建议不高于 180/105mmHg。在此范围内,血压控制过低不利于维持侧支循环灌注,血压过高则存在再灌注损伤的风险,需要个体化衡量评估。

(4)复合手术室条件下机械取栓治疗的优势:与 2013 年得出阴性结果的三项临床随机对照试验相比,2015—2016 年的六项随机对照试验之所以能获得成功,最重要原因有以下三点:基于影像学严格选择出最能从机械取栓中获益的患者(即急性前循环大血管闭塞患者)、快速的治疗流程与时间、高血管再通率(主要得益于新型机械取栓支架)。上述三点中,前两点都可以在复合手术室条件下顺利达成。一位疑似急性脑卒中发病患者到院之后,可以直接在神经血管复合手术室完成头颅CT平扫,在未见到明显颅内出血后,立即进行DWI序列扫描,如果DWI出现高信号提示早期缺血灶,TOF序列又提示存在大血管闭塞,可以立即在复合手术室对患者进行股动脉穿刺启动机械取栓治疗。机械取栓的技术目标在于尽快获得再通再灌注,即改良后的TICI评分(mTICI)达到2b/3级,这样才能最大概率地获得临床功能结局。与静脉溶栓一样,从患者发病到机械取栓再通的时间与患者的临床结局高度相关。这个时间越短,患者预后越好。因此,为了保证机械取栓的获益,一定要在治疗时间窗内尽早获得mTICI 2b/3级别的再通。复合手术室为尽早启动患者血管内治疗提供了极为友好的硬件平台。

2. 其他血管内治疗 取栓支架进行机械取栓仍然是目前急性大血管闭塞缺血性脑卒中治疗的一线选择,其他血管内治疗一般只用做补救或辅助选择方案。

(1)动脉内溶栓治疗:对于机械取栓无法达到mTICI 2b/3级再通程度的患者,从技术层面出发,可以考虑用动脉内溶栓治疗作为辅助的补救措施,但地位绝对低于机械取栓。另外,对于没有条件开展机械取栓而患者又在急性大血管闭塞发病6小时内,可以尽早给予动脉内溶栓治疗。目前动脉内溶栓的用药选择、最佳剂量与给药方法并不确定,国内一般采用rtPA 1mg/min,总剂量不超过 40mg，或尿激酶 1 万 ~3 万 U/min，总剂量不超过 100 万 U。静脉溶栓后的桥接治疗患者，动脉内溶栓 rtPA 不超过 30mg，尿激酶不超过 40 万 U。

(2) 支架成形术：亚洲人群颅内血管动脉粥样硬化性狭窄较欧美人群普遍高发，单纯机械取栓再通效果不佳，必要时可根据患者基础大血管动脉粥样硬化狭窄的情况行支架成形术，但相关获益尚需大型 RCT 试验进一步支持。

(三) 大面积脑梗死去骨瓣减压术

约 10% 的急性缺血性脑卒中患者因大面积脑梗死后出现恶性脑肿胀，需要行去骨瓣减压术。对于恶性大脑中动脉闭塞梗死，早期去骨瓣减压可以明显降低患者的病死率，但与保守治疗相比，患者出现重度残疾（mRS评分>4 分）的比率略高。这种降低病死率、提高残疾率的获益与风险衡量对不同年龄的患者而言是不同的。目前，去骨瓣减压术的最佳患者人群、手术时机、可接受的术后残疾程度尚无定论。一般建议在患者出现中线移位或出血转化前进行手术。复合手术室条件下，在发现患者为大面积恶性脑梗死后，神经血管医师可以及时考虑是否行早期去骨瓣减压术，并为医师与患者家属争取到更多的时间讨论出最合适的治疗方案。从人文角度来讲，这点对于患者及其家属尤为重要。

三、脑供血动脉重度狭窄及闭塞的复合手术治疗

(一) 复合手术治疗脑供血动脉重度狭窄及闭塞的优势

在复合手术条件下，外科手术方法和介入手术方

法,可以互相转换,互相作为补充和补救措施。

(二)复合手术治疗脑供血动脉重度狭窄及闭塞的模式探索

1. 传统外科手术效果的即刻手术效果验证

(1)颈内动脉起始部重度狭窄,不适合颈内动脉支架置入术的,如溃疡斑块、复杂夹层、各种原因不能行抗血小板药物准备等。

(2)缺血性烟雾病行搭桥手术。

2. 为传统的介入治疗创造入路

(1)颈内动脉起始部重度狭窄,分叉部过高或过低,或其他原因不适合行颈内动脉内膜剥脱术,同时血管条件差,导引导管难以到位,如髂动脉闭塞、合并腹主动脉瘤,等等。这些情况可以尝试直接穿刺颈总动脉或颈部小切口显露颈总动脉穿刺置鞘,继续介入治疗。

(2)颅内动脉重度狭窄需行颅内支架置入术的(如血管条件差),导引导管难以到位,如髂动脉闭塞、合并腹主动脉瘤,等等。这些情况可以尝试直接穿刺颈总动脉或颈部小切口显露颈总动脉穿刺置鞘,继续介入治疗。

(3)慢性颈内动脉闭塞:症状性颈内动脉闭塞的患病率约 6/10 万。其预后不良,脑卒中发生率 2 年约为 15%;长期心肌梗死的发生率及病死率较高,特别是闭塞侧灌注不良的。根据文献报道,单纯 CEA 的再通成功率约为 30%;文献报道的单纯 CAS 的再通成功率可达 65%,有导丝无法通过、血栓脱落、术中血管损伤等风险。

复合手术的关键步骤简介:全身麻醉,仰卧头侧位,股动脉穿刺；造影确认颈内动脉闭塞、同侧中动脉显影；尝试 CAS 或 CEA 联合介入再通；常规 CEA 操作，剥除斑块，显露颈内动脉真腔；于真腔置入动脉鞘并固定，临时封闭颈内动脉切口；经动脉穿刺鞘造影确认颈内动脉是否通畅；发现闭塞 / 狭窄 / 夹层，介入再通；缝合颈动脉切口后经股动脉造影；如发现闭塞 / 狭窄 / 夹层，再次介入再通；关闭颈部切口，留置引流。复合手术的再通成功率高于单纯介入再通和单纯 CEA 且安全性较高。

　　总之，相比于传统的急性或慢性的缺血性脑血管病救治体系，基于复合手术室构建的一站式诊疗体系更高效、全面、快速，可明显改善患者的预后。

（王　硕　仇汉成　王明泽　张鸿祺）

参 考 文 献

[1] ANGELINI G. Recent developments in cardiac surgery [J]. Trans Med Soc Lond, 1996, 113: 42-46.

[2] MATSUMAE M, KOIZUMI J, FUKUYAMA H, et al. World's first magnetic resonance imaging/x-ray/operating room suite: a significant milestone in the improvement of neurosurgical diagnosis and treatment [J]. J Neurosurg, 2007, 107 (2): 266-273.

[3] BYRNE J G, LEACCHE M, VAUGHAN D E, et al. Hybrid cardiovascular procedures [J]. JACC Cardiovasc Interv, 2008, 1 (5): 459-468.

[4] HALKOS M E, VASSILIADES T A, DOUGLAS JS, et al. Hybrid coronary revascularization versus off-pump coronary artery bypass grafting for the treatment of multivessel coronary artery disease [J]. Ann ThoracSurg, 2011, 92 (5): 1695-1701.

[5] MURAYAMA Y, IRIE K, SAGUCHI T, et al. Robotic digital subtraction angiography systems within the hybrid operating room [J]. Neurosurgery, 2011, 68 (5): 1427-1432.